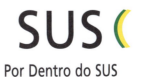

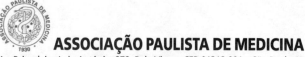

ASSOCIAÇÃO PAULISTA DE MEDICINA
Av. Brigadeiro Luiz Antônio, 278, Bela Vista • CEP 01318-901 • São Paulo-SP
Tel.: (0xx11) 3188-4200 • E-mail: apm@apm.org.br • Home page: www.apm.org.br

CONSELHO EDITORIAL

Luiz Antonio Nunes
*Assessor em Saúde Pública da
Associação Paulista de Medicina*

José Luiz Gomes do Amaral
*Presidente da Associação Paulista de Medicina
Exercício 1999–2005*

Jorge Carlos Machado Curi
*Presidente da Associação Paulista de Medicina
Exercício 2005–2008*

Ronaldo Perches Queiroz
*Diretor de Marketing
da Associação Paulista de Medicina
Exercício 2002–2008*

Nicolau D'Amico Filho
*Diretor de Comunicações
Exercício 2002–2008*

Participação
Departamento de Comunicações
Presidência da APM

SUS

Por Dentro do SUS

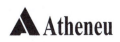

EDITORA ATHENEU

São Paulo —   *Rua Jesuíno Pascoal, 30*
                Tels.: (11) 6858-8750
                Fax: (11) 6858-8766
                E-mail: edathe@terra.com.br

Rio de Janeiro —   *Rua Bambina, 74*
                Tel.: (21) 3094-1295
                Fax: (21) 3094-1284
                E-mail: atheneu@atheneu.com.br

Ribeirão Preto —   *Rua Barão do Amazonas, 1.435*
                Tel.: (16) 3636-8950 • 3636-5422
                Fax: (16) 3636-3889
                E-mail: editoraatheneu@netsite.com.br

Belo Horizonte — Rua Domingos Vieira, 319 — Conj. 1.104

PLANEJAMENTO GRÁFICO — CAPA: Equipe Atheneu

Dados Internacionais de Catalogação na Publicação (CIP)
(Câmara Brasileira do Livro, SP, Brasil)

Por Dentro do SUS ,volume 1. – São Paulo : Editora
Atheneu, 2007.

     Bibliografia.

     1. Sistema Único de Saúde (Brasil).

06-5337   CDD-362.10981

Índices para catálogo sistemático:

     1. Brasil: Política de Saúde:
         Bem-estar social   362.10981
     2. Brasil: Sistema Único de Saúde:
         Bem-estar social   362.10981
     3. Sistema Único de Saúde: Brasil:
         Bem-estar social   362.10981

Associação Paulista de Medicina. SUS – Por Dentro do SUS

© *Direitos da edição e publicação cedidos à EDITORA ATHENEU*
São Paulo, Rio de Janeiro, Ribeirão Preto, Belo Horizonte, 2007

Prefácio
Por Dentro do SUS
Prof. Dr. José Luiz Gomes do Amaral*

O projeto do SUS – Sistema Único de Saúde – que teve seu início em 1970 e só foi criado em 1988, com a nova Constituição Federal, surgiu como ex-pressão de um processo político de redemocratização do país. Este projeto, bastante ambicioso, surgiu como carro-chefe de um movimento social amplo, que envolveu amplos debates com a sociedade e seus órgãos de representação. Em um país com a extensão territorial de um continente, com as enormes desi-gualdades sociais nele existentes, com a escassez de recursos e com o envolvimento de diferentes atores sociais, parecia bastante temerário criar um sistema único que norteasse a atenção à saúde como um direito do cidadão e dever do Estado. No entanto, ele foi criado e implantado como um programa que iria sendo construído lentamente com a colaboração de todos as atores sociais envolvidos. Esta construção se faria e fez-se, obrigatoriamente, seguindo dire-trizes que não podem ser mudadas: descentralização, mando único em cada esfera de governo, universa-lidade, atendimento integral e participação comu-nitária.

Esta construção persiste e busca uma perfeição. Hoje podemos, com certeza, afirmar que se trata do maior programa de atenção à saúde do mundo. Em que pesem deficiências ou falhas, o sistema caminha celeremente para uma quase perfeiçao.

Temos que reconhecer, sem medo de sermos considerados pretensiosos, que a Associação Paulista de Medicina – APM – tem colaborado para esta construção de um sistema perfeito e adequado à nossa realidade.

(*) Presidente da APM 1999-2005 e Presidente da Associação Médica Brasileira 2005-2008.

Nossa participação nos movimentos pela defesa do SUS, não como defensores de interesses corporativos, mas na busca desta perfeição, que proporcione uma melhor e mais eficiente atenção à saúde, tem sido constante e permanente. A divulgação em nossos meios de comunicação, a *Revista da APM*, a *São Paulo Medical Journal* e em nosso portal na Internet, de informações e orientações sobre o SUS é realizada com regularidade, e a publicação do livro *O que você deve saber sobre o SUS*, em dois volumes, foi de grande valia para o aprimoramento do sistema.

A constatação desta afirmação está nesta publicação, que visa ao atendimento a múltiplas solicitações de leitores que acompanham mensalmente, por meio da *Revista da APM*, a série "Por Dentro do SUS". O objetivo da revista é fazer uma compilação dos artigos, que foram escritos de forma didática, com a finalidade de levar ao médico, que exerce a profissão nos consultórios ou hospitais, conhecimentos sobre o nosso Sistema de Saúde.

Apresentação
Por Dentro do SUS
Jorge Carlos Machado Curi*

Nós, médicos, profissionais da saúde e prestadores de serviços, precisamos conhecer profundamente o Sistema Único de Saúde – SUS. A Associação Paulista de Medicina – APM, por meio de trabalhos como este, procura mostrar o que ele oferece à população brasileira e a nós, com seus avanços e fragilidades.

Também é uma oportunidade de, sabendo das deficiências do Setor Público, estabelecermos em conjunto com todas as entidades médicas, instituições ligadas à saúde e à sociedade, estratégias para superá-las.

Não há dúvida de que o SUS é reconhecidamente uma proposta de saúde avançada e um grande desafio para a classe médica, que tem o compromisso de torná-lo uma realidade.

Temos certeza de que, ao buscarmos soluções para a sua adequação, estaremos empreendendo um grande exercício de cidadania, e isso fará com que todo o setor da saúde tenha um grande desenvolvimento.

Ao mesmo tempo, isso representará um impulso para a qualidade de vida no nosso país. Portanto, não podemos perder tempo para enfrentar esse estimulante desafio.

Certamente esbarraremos em muitas dificuldades, porém temos certeza de que encontraremos as melhores respostas e caminhos.

(*) Presidente da APM triênio 2005-2008.

Introdução
O SUS pode ser o melhor plano de saúde

Luiz Antonio Nunes
Ronaldo Perches de Queiroz*

Implantado há quase 20 anos o Sistema Único de Saúde é um processo que está em constante aperfeiçoamento e cuja construção depende basicamente da nossa participação como médicos e atores principais do sistema. Ele foi conquistado pela população brasileira na Constituição de 1988, sendo publicamente financiado e de caráter universal, e é constituído por um conjunto de ações e serviços de saúde, sob gestão publica. Setenta e nove por cento da população tem acesso somente ao SUS.

É um dos maiores sistemas públicos de saúde do mundo.

O SUS é um sistema porque é formado por várias instituições dos três níveis de governo (União, Estados e Municípios) e pelo setor privado, com o qual são feitos contratos e convênios para a realização de serviços e ações, como se fosse um corpo único. Assim, o serviço privado (hospitais, clínicas, laboratórios etc), quando é contratado pelo SUS, deve atuar como se fosse público.

O SUS é **único,** porque tem a mesma filosofia de atuação em todo o território nacional e é organizado de acordo com uma mesma lógica. Além disso, o SUS:

- É **universal** porque deve atender a todos, sem distinções, de acordo com suas necessidades,
- É **integral,** pois a saúde deve ser tratada como um todo. As ações de saúde devem estar voltadas, ao mesmo tempo, para o individuo e para a comunidade, para a prevenção e para o tratamento;

(*) Diretor de Marketing APM triênio 2002/2005.

- Garante **eqüidade,** pois deve oferecer os recursos de saúde de acordo com as necessidades de cada um; ou seja trata situações desiguais de formas desiguais;
- É **descentralizado** .Todas as ações e serviços que atendem a população de um município devem ser municipais; as que servem e alcançam vários municípios devem ser estaduais e aquelas que são dirigidas a todo o território nacional devem ser federais. O SUS tem um gestor único em cada esfera de governo;
- É **regionalizado** e **hierarquizado:** os serviços de saúde devem estar de maneira regionalizada, pois nem todos os municípios conseguem atender todas as demandas e todo o tipo de problemas de saúde. A organização destes serviços deve ser hierarquizada, o que significa que as questões menos complexas devem ser atendidas nas unidades básicas de saúde, passando pelas unidades especializadas, pelo hospital geral até chegar ao hospital especializado; o relacionamento estabelece mecanismos de referência e contra-referência;
- Prevê a **participação do setor privado,** de uma forma complementar, preferencialmente pelo setor filantrópico e sem fins lucrativos, por meio de contrato administrativo ou convênio;
- Deve ter **racionalidade.** A oferta de ações e serviços deve ser realizada de acordo com as necessidades da população e com os problemas de saúde mais freqüentes em cada região;
- Deve ser **eficaz e eficiente:** mediante a pres-tação de serviços de qualidade, eliminando-se desperdícios e aplicando-se os recursos da melhor maneira possível;
- Deve promover a **participação popular,** através do direito assegurado a todos os segmentos envolvidos no sistema-governos, prestadores de serviços, trabalhadores da saúde e, principal-mente, os usuários dos serviços. Os principais instrumentos para exercer esse controle social são os conselhos e as conferências de saúde.

O que o SUS tem feito - Avanços e Conquistas

- Realiza, por ano (base 2004): 2,4 consultas para cada brasileiro; 2,3 milhões de partos; 310 milhões de exames laboratoriais; 10 milhões de ultrassonografias; 1,2 bilhão de procedimentos de Atenção Básica;
- Mantém mais de 2 milhões de empregos de saúde (2003), 6.500 hospitais, 487.000 leitos, onde são realizadas mais de um milhão de internações por mês. Conta com 60.000 unidades básicas de saúde;
- Realiza 85% de todos os procedimentos de alta complexidade do país. Em 2.004, fez 104 mil procedimentos de alta complexidade em cardiologia, 420 mil internações psiquiátricas, 90 mil atendimentos de politraumatizados no sistema de urgência / emergência e 11.000 transplantes de órgãos;
- Realizou (em 2004) 107 mil procedimentos - em pacientes internados na área de oncologia, entre cirurgia oncológica, radioterapia cirúrgica, quimioterapia e iodoterapia; 8 milhões de sessões de terapia renal substitutiva (97% da oferta);
- Foram aplicadas 139 milhões de doses de vacinas.
- Dá assistência integral e totalmente gratuita para a população de portadores do HIV e doentes de Aids, renais crônicos e pacientes com câncer;
- O Programa Saúde da Família (PSF) contava com mais de 16.000 equipes no final de 2002, atendendo 55 milhões de pessoas e está presente em cerca de 90% dos municípios brasileiros;
- Na ultima década houve aumento da esperança de vida dos brasileiros; diminuição da mortalidade e da desnutrição infantil; eliminação da varíola e da poliomielite; controle da tuberculose infantil, tétano, sarampo e de muitas doenças que podem ser prevenidas com vacinação.

O que precisa ser melhorado no SUS

O SUS vai bem nos municípios onde os gestores, com determinação e vontade política, assumiram a saúde de seus cidadãos, respeitando a lei e investindo recursos próprios. Nestes o atendimento a saúde é prestado com qualidade e dignidade à toda a população. No entretanto, persistem muitos problemas que precisam ser enfrentados e, com a nossa contribuição, poderão ser, pelo menos, minorados:

- em muitas localidades, boa parte da população não consegue ter acesso ao SUS. Em algumas cidades, principalmente nos grandes centros, é longa a fila de espera para consultas, exames e cirurgias. Em alguns municípios, os usuários precisam chegar de madrugada ou retornar várias vezes para marcar um exame preventivo;
- dependendo do local, é comum não haver vagas para internação, faltam médicos, pessoal, medicamentos e até insumos básicos. Também é grande a demora nos encaminhamentos e na marcação para serviços mais especializados;
- muitas vezes, os profissionais da saúde não estão preparados, por falta de programas de capacitação/atualização ou estímulos ou mesmo por excesso de trabalho. Sem contar que as condições de trabalho e de remuneração são geralmente muito ruins. Não existe plano de carreira. O atendimento às emergências está longe de ser o adequado, principalmente às vítimas da violência e dos acidentes de trânsito;
- são precários os serviços de reabilitação, o atendimento aos idosos, a assistência em saúde mental e os serviços odontológicos.

(artigo escrito baseado na publicação do IDEC – Instituto Brasileiro de Defesa do Consumidor – "O SUS pode ser seu melhor plano de saúde" e em dados do IBGE – estimativas do Censo Demográfico, 2004)

Sumário

Capítulo 01
Atenção Básica ou Primária de Saúde *17*
Luiz Antonio Nunes

Capítulo 02
Financiamento da Atenção Básica *19*
Luiz Antonio Nunes

Capítulo 03
Estratégia da Saúde da Família *23*
Luiz Antonio Nunes

Capítulo 04
Atendimento Domiciliar de Longo Prazo *27*
Luiz Antonio Nunes

Capítulo 05
Instrumentos de Gestão do SUS *29*
Luiz Antonio Nunes

Capítulo 06
Avaliação do Estado de Saúde de uma População –
Indicadores em Saúde *31*
Luiz Antonio Nunes

Capítulo 07
Planejamento em Saúde *35*
Luiz Antonio Nunes

Capítulo 08
Instâncias Colegiadas de Decisão *39*
Luiz Antonio Nunes

Capítulo 09
Normas Operacionais Básicas do SUS *41*
Luiz Antonio Nunes

Capítulo 10
Modelo Assistencial *43*
Luiz Antonio Nunes

Capítulo 11
Orçamento Público em Saúde *45*
Luiz Antonio Nunes

Capítulo 12
Financiamento do SUS *49*
Luiz Antonio Nunes

Capítulo 13
O Sistema Único de Saúde e a
Relação Público/Privado *51*
Luiz Antonio Nunes

Capítulo 14
Há Escassez de Recursos Médicos?
Vamos bem Alocá-los *55*
Luiz Antonio Nunes

Capítulo 15
O SUS e o Idoso *61*
Luiz Antonio Nunes

Capítulo 16
Melhorando a Assistência à Saúde do Idoso *65*
Luiz Antonio Nunes

Capítulo 17

Participação dos Médicos no
Controle Social do SUS *69*
Luiz Antonio Nunes

Capítulo 18

Melhor Qualidade da Atenção Médica
com Uso Racional da Tecnologia *73*
Luiz Antonio Nunes

Capítulo 19

Assistência Médica Suplementar *77*
Luiz Antonio Nunes

Capítulo 20

Entendendo a Norma Operacional de
Assistência à Saúde – NOAS-SUS 01 – 2001/2 .... *89*
Luiz Antonio Nunes
Gilberto T. Natalini

Capítulo 21

Gestão de Recursos Humanos no SUS *123*
Luiz Antonio Nunes

Capítulo 22

Em Busca de Novos Modelos de Gestão:
As Organizações Sociais de Saúde *125*
Luiz Antonio Nunes

Capítulo 23

Organizações Sociais de Saúde II: Os Desafios
para sua implantação *129*
Luiz Antonio Nunes

Capítulo 24

O Tema Sempre Atual: Financiamento da Saúde *133*
Luiz Antonio Nunes

Capítulo 25

A Atenção Básica em Saúde em 2006 .... *139*
Luiz Antonio Nunes

Capítulo 26

Pacto pela Saúde 2006 .... *143*
Luiz Antonio Nunes

Atenção Básica ou Primária de Saúde

Luiz Antonio Nunes

Ainda que o primeiro contato na atenção à saúde tenha sido estabelecido como doutrina em 1978, na Conferência Internacional sobre Cuidados Primários de Saúde, e posteriormente em 1980 a Organização Pan-Americana de Saúde tenha aprovado, para as Américas, as estratégias para se instalar um sistema de saúde eficaz, eficiente e eqüitativo, coexistem em nosso meio diversas interpretações do seu significado, trazendo evidentemente implicações no aspecto operacional.

O nosso sistema de saúde, o SUS, adotou o modelo da hierarquização, mediante o qual os serviços de saúde devem ser organizados por níveis de atenção que variam segundo as suas respectivas densidades tecnológicas. Indiscutivelmente, o nível primário é o de menor densidade tecnológica. Mas densidade tecnológica não significa complexidade tecnológica.

A experiência em todos os países mostrou que, quando os sistemas de saúde são orientados pela atenção primária, eles estão associados a menores custos, maior satisfação da população, melhores níveis de saúde e menor uso de medicamentos.

As características principais da atenção primária são:
- universalidade do acesso;
- existência de médico generalista;
- salário do médico generalista do mesmo nível dos especialistas;
- percentual da força de trabalho médica nela envolvida maior que a dos especialistas;
- deve ser o primeiro contato dos pacientes com o sistema (a porta de entrada);
- os cuidados prestados devem ser contínuos ao longo do tempo;
- integralidade dos cuidados;

- deve contar com mecanismos de referência e contra-referência;
- deve estar centrada na família e ter orientação comunitária.

A Organização Mundial de Saúde assim definiu as funções de um médico de atenção primária:
- deve prestar atenção preventiva, curativa e reabilitadora;
- deve tomar decisões baseadas em eficácia e custos;
- deve ser comunicador e educador em saúde;
- deve estar atento aos determinantes da saúde relativos aos entornos físico e social e aos riscos para a saúde; e
- deve assumir tarefas gerenciais.

Com tantas e importantes funções não significa que as tarefas desempenhadas pelo médico de atenção primária sejam menos complexas do que as realizadas por um cirurgião, em um hospital. No dizer de Schraiber, L.B. "muitas das situações cotidianas constituem casos instrumentalmente simples e que, por vezes, são patologicamente mais fáceis, mas nem por isso deixam de envolver uma grande complexidade assistencial".

O termo "Atenção Básica", a nosso ver, deve ser entendido como a forma estratégica de organização do primeiro nível de atenção do sistema de saúde.

A "Atenção Básica" deve, necessariamente, ser estruturada descentralizadamente, em cada município, nos seus territórios de abrangência tendo como base organizacional a epidemiologia.

Se ela for organizada sem a garantia de referência aos níveis secundário e terciário, transformar-se-á, necessariamente, em atenção médica seletiva; ao contrário, a organização dos níveis secundário e terciário, sem uma base resolutiva de atenção primária, significará a medicalização do sistema de saúde e aumento exagerado dos custos, que infelizmente é o que vem ocorrendo em muitas regiões de nosso país.

Financiamento da Atenção Básica
Luiz Antonio Nunes

ATENÇÃO BÁSICA

Como vimos no capítulo anterior, a *atenção básica* é o primeiro nível de atenção em saúde e deve ser ofertada por todos os municípios, com qualidade e suficiência para a sua população. Ela contempla o conjunto de ações estratégicas mínimas necessárias para a atenção adequada aos problemas de saúde mais freqüentes na maior parte do território brasileiro. Vamos agora enfocar como se processa a transferência de recursos financeiros para o financiamento destas ações.

PISO DE ATENÇÃO BÁSICA – PAB

Consiste num montante de recursos financeiros destinados exclusivamente ao financiamento das ações deste nível. Em 2001 ele passou a se chamar *PAB-Ampliado*, pois se estendeu a sua cobertura para um número maior de procedimentos integrados, destinados às ações básicas, de prevenção de doenças, assistência ambulatorial, e outras ações correlacionadas aos programas descentralizados do Ministério da Saúde.

O Piso de Atenção Básica é composto de uma parte fixa de recursos (*PAB-fixo*), destinados à assistência básica e de uma parte variável (*PAB Variável*), relativa a incentivos para o desenvolvimento dos demais programas executados nesse nível de atenção.

Os recursos correspondentes à *parte fixa* são obtidos pela multiplicação de um valor *per capita* nacional pela população do município e são transferidos direta e automaticamente do Fundo Nacional de Saúde para os Fundos Municipais correspondentes. Estes recursos contemplam, além de todas as ações previstas na Norma Operacional Básica — NOB —, responsabilidades e atividades de: controle da Tuberculose; eliminação da Hanseníase; controle da Hipertensão; controle do *Diabetes Mellitus*; ações de saúde bucal; ações de saúde da criança e ações de saúde da mulher.

O *PAB Variável*, por sua vez, remunera direta e automaticamente estados e municípios habilitados à execução de ações previstas em programas e incentivos do Ministério da Saúde, de acordo com regulamentação específica. Contempla: Ações Básicas de Vigilância Sanitária; Assistência Farmacêutica Básica; Programa de Agentes Comunitários de Saúde – PACS e o Programa Saúde da Família – PSF.

A transferência de recursos fundo a fundo destinados à execução das ações e serviços de saúde depende da habilitação de estados e municípios a cada uma das condições de gestão estabelecidas pelas NOB e pela NOAS.

Os Estados podem ser habilitados em: *Gestão Avançada* ou *Gestão Plena do Sistema Estadual*. As atribuições do Estado compreendem, entre outras: coordenação do sistema de saúde estadual (planejamento e organização das redes assistenciais); coordenação do processo de elaboração da Programação Pactuada Integrada e coordenação do sistema de referências intermunicipais.

Os Municípios podem ser habilitados em:

Gestão Plena da Atenção Básica Ampliada – para isto, devem dispor de condições para ofertar, com suficiência e qualidade, todos os procedimentos propostos para a Atenção Básica Ampliada, além de referências para serviços de média e alta complexidade; e

Gestão Plena do Sistema Municipal – além dos procedimentos propostos para a Atenção Básica Ampliada, deverão dispor de uma rede assistencial capaz de ofertar um conjunto mínimo de serviços de média complexidade e servir de referência para municípios habilitados na forma anterior de gestão.

O financiamento e a habilitação dos estados e municípios sofreram modificações com o Pacto pela Saúde 2006 (consultar capítulo 26).

22

Estratégia da Saúde da Família

Luiz Antonio Nunes

Apesar do grande sucesso que o PSF (Programa de Saúde da Família) vem alcançando, seja pela sua eficiência (os resultados conseguidos na melhora dos indicadores sanitários são proporcionais aos recursos utilizados) ou pela sua eficácia (os resultados obtidos correspondem aos objetivos e metas predefinidos), ainda permanecem alguns pontos que são polemizados em muitas discussões médicas, como aconteceu no 10º Encontro das Entidades Médicas (ENEM) realizado em Brasília, no ano de 2004.

Vamos aqui fazer uma revisão de princípios no sentido de que esta excelente estratégia não se perca por caminhos diferentes daquele para o qual foi concebida.

Inicialmente, num exercício dialético, vejamos o que o PSF não é ou não deve ser:

- não é um programa – trata-se de uma estratégia de organização da atenção primária que tem o intuito de criar, no primeiro nível do sistema, verdadeiros centros de saúde, em que uma equipe de saúde da família, em território de abrangência definida, desenvolve ações focalizadas na saúde; dirigidas às famílias e ao seu hábitat; de forma contínua, personalizada e ativa; com ênfase relativa no promocional e no preventivo, sem descuidar do curativo-reabilitador; com alta resolutividade; com baixos custos diretos e indiretos, sejam econômicos ou sociais e articulando-se com os outros setores que determinam a saúde;
- não é uma medicina simplificada – não se trata de reconhecer que a subcidadãos de regiões de segunda categoria se estabeleça uma oferta de serviços de saúde extremamente simplificados e limitados;

- não é uma forma de utilizar mão de obra barata – embora seja uma forma de se conseguir melhores níveis de saúde com menores custos;
- não é um projeto exclusivo para regiões e grupos sociais em situação de exclusão – embora deva ter os excluídos e as regiões mais pobres como prioridade e utilizar largamente tecnologias custo-efetivas;
- não é medicina familiar – não se trata de, simplesmente, desenhar um sistema de adstrição de famílias a uma equipe médica que as atenderá na prática medicalizadora. Ela estará sempre referida pela promoção da saúde e não em fornecimento de medicamentos.

Os seguintes princípios devem ser norteadores da estratégia da saúde da família:

- promoção de impacto – as ações desenvolvidas devem melhorar os níveis de mortalidade, morbidade e incapacidade da população adstrita;
- orientação por problemas – entendendo-se por problema de saúde a representação social das necessidades sanitárias, que são derivadas das condições de vida da população;
- atuação de forma intersetorial – as ações deverão exigir um conjunto articulado de operações envolvendo diversos setores do governo;
- planejamento e programação em nível local;
- obediência ao princípio da hierarquização – deve apresentar alta resolutividade; exigência de um fluxo e contrafluxo de pacientes e de informações e manutenção de relação de intercomplementaridade com os outros níveis do sistema de saúde;
- deve ser o primeiro contato da população com o sistema de saúde;
- longitudinalidade – deve assegurar cuidados contínuos ao longo do tempo;
- integralidade – os serviços de atenção primária devem envolver ações promocionais, preventivas e curativo-reabilitadoras, providas de forma integrada, por meio de vigilância da saúde;

- adstrição – a organização se fará em base territorial definida;
- participação comunitária – traduzida pelo envolvimento no processo de planejamento, execução e avaliação das ações;
- humanização.

Atendimento Domiciliar de Longo Prazo
Luiz Antonio Nunes

A Assistência Domiciliar pode ser definida como a provisão de cuidados à saúde para pacientes em sua casa ou em qualquer outro lugar não institucional, por cuidadores formais e informais, no sentido de promover, restaurar e manter o máximo nível de conforto pessoal, funcional e de saúde, incluindo a atenção para que, quando sobrevier a morte, ocorra de forma digna.

Os serviços de cuidados domiciliares podem ser classificados nas categorias preventivo-promotores, terapêuticos, reabilitadores, de manutenção a longo prazo e de cuidados paliativos.

As mudanças nas necessidades de saúde que estão ocorrendo em nosso país (a exemplo do mundo todo) e que apresentam tendência de aumento dramático nas próximas duas décadas, com as doenças crônicas não-transmissíveis, as doenças mentais e com as injúrias como causas principais de incapacidade; aumento na população idosa, aumento na população portadora de HIV/AIDS são fatores que conduzirão a um elevado aumento nas necessidades de cuidados em longo prazo.

Estas mudanças demográficas e epidemiológicas exigirão alterações nas políticas de saúde e nos serviços de atenção à saúde com o estabelecimento de abordagens e enfoques muito diferentes dos tradicionais dirigidos às doenças específicas. Todas estas mudanças têm um único denominador comum: a dependência funcional e a necessidade crescente para cuidados no viver do dia-a-dia. A utilização destes cuidados, associada ao aumento decorrente dos custos, tornou evidente a necessidade de tratar pacientes em casa.

Reconhecendo esta necessidade, em abril de 2002, o Senado Federal aprovou a Lei 10.424, que estabelece no âmbito do SUS o atendimento domiciliar; a internação domiciliar e a forma de se remunerar. Nestas duas modalidades incluem-se os procedimentos médicos, de enfermagem, fisioterapêuticos, psicológicos e de assistência social; a lei ainda define que os atendimentos serão realizados por equipes multidisciplinares com atuação preventiva, terapêutica e reabilitadora, sendo que estas formas de atuação só poderão ser realizadas por indicação médica, com expressa concordância do paciente e de sua família.

O Conselho Federal de Medicina, no sentido de normatizar o atendimento domiciliar, baixou a resolução 1668/2003, na qual as seguintes disposições devem ser ressaltadas:

- todas as empresas públicas ou privadas que prestam atendimento domiciliar devem-se registrar no Conselho Regional de Medicina estadual;
- devem ter um diretor técnico, necessariamente médico;
- devem contar com um hospital de retaguarda, próprio ou contratado;
- devem disponibilizar um médico de plantão nas 24 horas;
- devem dispor ainda de ambulância, de todos os recursos de diagnóstico, materiais e medicamentos e um serviço de urgência para garantir uma boa assistência;
- as equipes multidisciplinares, próprias ou contratadas, devem dispor de profissionais de Medicina, Enfermagem, Fisioterapia, Terapia Ocupacional, Fonoaudiologia, Serviço Social, Nutrição e Psicologia;
- a coordenação é do médico, que também é o responsável pela eleição dos pacientes a serem incluídos no regime de atendimento, após uma avaliação que deverá ficar registrada em prontuário;
- o número máximo de pacientes sob a responsabilidade de um médico, não poderá ser superior a 15.

O texto completo da resolução pode ser encontrado no site do CFM (www.portalmedico.org.br).

Instrumentos de Gestão do SUS

Luiz Antonio Nunes

Na gestão do SUS, cada nível de governo tem sua responsabilidade, e o perfeito desempenho de todo o sistema depende de uma articulação permanente entre os diversos gestores. Os seguintes instrumentos contribuem para que ocorra um perfeito entrosamento:

1. *Agenda de saúde* – é um instrumento que estabelece um elenco de prioridades e tem caráter descendente. A partir da Agenda Nacional são elaboradas as Agendas Estaduais e Municipais. Ela deve estar em consonância com o Plano, independente de qual será elaborado primeiro.

2. *Plano de saúde* – é o principal instrumento de planejamento que deve conter um diagnóstico da realidade local baseado em Indicadores de Saúde. A partir deste diagnóstico, devem-se definir as prioridades, metas e ações a serem realizadas para atingir estas metas. Este tem caráter ascendente, ou seja, os Planos Estaduais são elaborados a partir dos Planos Regionais e Municipais. Estes devem ser discutidos nos Conselhos de Saúde e elaborados nos Conselhos Intergestores Bipartite. A discussão de todos os Planos Estaduais no Conselho Intergestores Tripartite gera o Plano de Saúde Nacional.

3. *Plano diretor de regionalização – PDR* – é onde deve estar definida a organização da assistência com todas as referências definidas.

4. *Plano diretor de investimentos – PDI* – é um levantamento de necessidades para organizar a assistência de acordo com o Plano de Regionalização, especificando os investimentos que o município deve efetuar.

5. *Programação pactuada e integrada* (PPI) – é a quantificação e o aprofundamento das ações descritas no Plano, partindo-se de parâmetros de necessidade de uma população. A PPI é pactuada e integrada à medida que as referências têm que ser negociadas, assim como os recursos financeiros para a execução das mesmas. Além da PPI da Assistência, temos a PPI de Epidemiologia e Controle de Doenças.

6. *Relatório de gestão* – é a correlação entre metas, resultados e aplicação de recursos, devendo ser embasado em indicadores de saúde.

Outro instrumento de planejamento que abrange todas as áreas de ação do governo é o *Plano Plurianual* (PPA), que é elaborado para 4 anos de governo. É fundamental a vinculação do Plano de Saúde com o PPA, já que é este último que permite, através das Leis de Diretrizes Orçamentárias (LDO) e Leis Orçamentárias (LO), que são elaboradas anualmente, a alocação dos recursos para a execução das ações previstas no Plano de Saúde, principalmente agora, com a Lei de Responsabilidade Fiscal.

Além destes instrumentos de planejamento, há a necessidade de se utilizar outros, que servem de desempenho das atividades previstas na PPI e nos planos de saúde.

Os *Indicadores de Saúde*, além de servirem de embasamento para o diagnóstico necessário à elaboração do Plano, também se prestam ao Relatório de Gestão, pois possibilitam a avaliação do cumprimento das metas pactuadas.

Avaliação do Estado de Saúde de uma População – Indicadores em Saúde

Luiz Antonio Nunes

A análise objetiva da situação sanitária de uma população, seja para tomada de decisões ou para a programação de ações de saúde, exige informações baseadas em dados válidos e confiáveis. Os indicadores de saúde foram desenvolvidos para facilitar a quantificação e a avaliação das informações.

O uso deles constitui um princípio básico de gestão e tem sido o instrumento cada vez mais empregado para dimensionar a qualidade de qualquer sistema ou programa, *porque toda ação tem de ser medida para ser avaliada*.

Apesar de sua grande utilidade, não se pode deixar de ter em mente que, como acontece com todos os informes obtidos por pessoas, os indicadores têm suas limitações. A escolha e a avaliação dos indicadores de cada área exigem um exame cuidadoso. A disponibilidade, fidelidade e validez dos dados são condições indispensáveis para toda avaliação baseada em informações estatísticas, à semelhança dos métodos fundamentados em coleta de dados.

Quando se engloba uma série de indicadores, esta passa a se denominar *índice*, o qual passará a ser o meio de comunicação entre organismos governamentais, a comunidade científica, os profissionais de saúde em exercício e aqueles que fazem o planejamento sanitário.

Um índice muito utilizado é o *Índice de Desenvolvimento Humano* (IDH), que é composto por indicadores de Renda, Longevidade (expectativa de vida ao nascer) e Escolaridade (taxa de alfabetização de adultos e taxa de escolaridade combinada).

Baseado neste índice, os municípios podem ser divididos em três categorias:

I. baixo desenvolvimento humano (IDH menor que 0,5);
II. médio desenvolvimento humano (IDH entre 0,5 e 0,8); e
III. alto desenvolvimento humano (IDH maior que 0,8).

Mais recentemente, o estado de São Paulo introduziu o *Índice Paulista de Responsabilidade Social* (IPRS), que é muito mais completo, pois, embora utilize as mesmas três categorias de indicadores, fundamenta-se em um número maior de dados.

Um índice, que freqüentemente vamos encontrar citado, é o que foi proposto pela OPAS, denominado *Indicador Global de Desenvolvimento Social Acumulado* (IGADSA), que é construído com base em cinco dimensões:

I. acessibilidade a serviços básicos de saúde;
II. acessibilidade a recursos econômicos;
III. acessibilidade a nutrientes;
IV. acessibilidade a saneamento básico residencial;
V. acessibilidade à educação.

Na avaliação da atenção primária, utilizam-se os Indicadores da Atenção Básica, constituídos pelos dados:

1. redução da mortalidade infantil e materna:
   - mortalidade infantil;
   - óbitos de menores de 1 ano;
   - mortalidade infantil por causas evitáveis;
   - mortalidade infantil sem assistência médica;
   - óbitos em menores de 1 ano sem assistência médica;
   - proporção de recém-nascidos de mães com seis consultas ou mais no pré-natal;
   - proporção de partos e curetagens pós aborto em adolescentes.

2. controle de doenças e agravos:
   - cobertura vacinal por DPT em menores de 1 ano;
   - cobertura vacinal contra influenza em idosos;
   - proporção de casos de sarampo investigados;

- casos de tétano neonatal;
- casos de sífilis congênita;
- taxa de incidência de tuberculose;
- taxa de prevalência de hanseníase;
- taxa de internação de AVC na população de 30 a 59 anos.

Planejamento em Saúde

Luiz Antonio Nunes

O planejamento no setor da saúde é um instrumento de ação dos gestores para a produção de políticas, na execução da gestão das organizações e como prática social. O processo de planejar não é uma ação efêmera, mas sim um exercício permanente e que deve envolver todos os atores do sistema. Não se trata simplesmente da elaboração de um plano em que se definem as metas e indicam-se os caminhos para que elas sejam alcançadas.

Por que o médico ou outro profissional da saúde, que não está exercendo um cargo de gestor, deve conhecer e participar do planejamento da saúde? Porque ele é um ator que lida com o processo saúde-doença, que é um processo social caracterizado pelas relações dos homens com a natureza (meio ambiente, espaço, território) e com outros homens (através do trabalho e das relações sociais, culturais e políticas) em determinados espaço geográfico e tempo histórico. A atuação do médico ou do profissional da saúde deve transcender a esfera das atividades clínico-assistenciais e buscar atingir toda a abrangência de um verdadeiro promotor de saúde.

Nós, médicos ou profissionais da saúde, estamos muito acostumados a fazer planejamento, porque planejar é a arte de elaborar o plano de um processo de mudança. Fazemos isso em todo atendimento prestado: ensinamos ou executamos em nossos pacientes as técnicas (o plano) para que ocorram mudanças (em seu padrão comportamental ou de estilo de vida) no sentido de prevenção ou manutenção de uma condição saudável ou de recuperação desta condição. No setor da saúde o planejamento é o instrumento que permite melhorar o desempenho, otimizar a produção e elevar a eficácia e eficiência dos sistemas no desenvolvimento das funções de proteção, promoção, recuperação e reabilitação da saúde. Então planejar é gerenciar a escassez de recursos (que nunca serão abundantes), desenvolvendo ações com maior efetividade e estabelecendo critérios objetivos (com base em padrões econômicos e técnicos) na eleição das prioridades.

Para um correto planejamento, há a necessidade de conhecer perfeitamente a situação atual de um sistema e definir aquela que se pretende atingir. Esta ferramenta que nos possibilita alcançar um ponto desejado no futuro através da análise das nuanças da atual situação, da avaliação dos recursos disponíveis, sejam políticos, econômicos ou cognitivos, e da nossa atitude em relação ao plano que os atores que dominam esses recursos fazem, seja de apoio, oposição ou indiferença.

O planejamento na saúde dá-se em três níveis: normativo ou de políticas, estratégico e tático/operacional.

O planejamento de políticas é de responsabilidade do gestor, sendo destinado a promover mudanças sociais.

O planejamento estratégico indica os meios – estratégias – pelos quais se julga que seja possível atingir as metas desejadas; define a estrutura sistêmica para a ação organizacional e as medidas de efetividade – indicadores – para a análise dos resultados.

O planejamento operacional refere-se ao desenvolvimento de ações (planos) que permitam organizar a execução das estratégias planejadas. Este tipo de planejamento é utilizado na execução dos programas de assistência a saúde.

Executar o planejamento e gerenciar um sistema de saúde vai depender de informações quanto às *necessidades de saúde da população* que vai ser atendida e do estabelecimento de quais são as *prioridades* dessas necessidades, bem como do conhecimento da *oferta de serviços existentes* e da sua *capacidade de atendimento*.

As informações que vamos obter devem expressar as diferentes características que mostram as condições de vida dessa população, sejam elas culturais, sociais, econômicas e epidemiológicas, que evidentemente geram as demandas de saúde.

Os dados que procuraremos obter deverão ser muito específicos em relação aos diversos grupos populacionais que se pretende servir. Isto nem sempre é fácil, pois os elementos disponíveis em uma mesma localidade muitas vezes se apresentam desagregados.

Contando-se com uma equipe treinada, preferencialmente multissetorial envolvendo agentes de saúde, educação, saneamento, habitação, o passo seguinte é dividir o território em áreas mais ou menos homogêneas e dentro destas escolher informantes-chaves, indivíduos que, por sua inserção na comunidade, sejam capazes de representar os pontos de vista da coletividade.

A seguir, devem ser elencados os dados que deverão ser obtidos:

- dados sobre a comunidade: composição, movimentos migratórios, organização comunitária;
- descrição do ambiente: físico, socioeconômico, distribuição dos problemas de saúde;
- avaliação dos serviços e de suas condições: tipos de serviços existentes – saúde, educação, centros sociais, creches –, condições de acesso e suficiência da oferta em relação à demanda;
- dados específicos da necessidade de cada local.

Alguns dados podem ser conseguidos em *fontes de dados* a saber:

- censo: dados que devem ser usados com cautela, pois dependendo de situações econômicas (desemprego, abertura de frentes etc.), políticas ou ambientais podem sofrer rapidamente variações;
- pesquisas anteriores realizadas;
- registros históricos;
- registros de outras secretarias.

O passo seguinte está na *observação de campo*. Cujo objetivo será delinear as fronteiras das microáreas de risco e a definição desses riscos. O que será analisado?

- O ambiente físico da área: características locais de infra-estrutura urbana – rede de esgoto, arruamento, limpeza urbana, condições de habitação.

- Perfil dos moradores: socioeconômico, cultural, nível de escolaridade, demográfico e epidemiológico.
- Tipos de serviços públicos oferecidos: quanto à acessibilidade, qualidade, adequação à demanda.

Para o trabalho de campo é elaborado um *questionário* que deve ser moldado para cada território, no qual obrigatoriamente são incluídas questões como a autopercepção da saúde, as necessidades expressadas pelos entrevistados, as doenças identificadas e riscos percebidos.

A penúltima etapa é a *análise dos dados*, na qual se procura:
- identificação das respostas em categorias;
- classificação das respostas;
- interpretação das descobertas.

E por último é desenvolvido um *plano de ação*, no qual se definem as prioridades, identificam-se e planejam-se as pesquisas necessárias ao processo e estabelecem-se os mecanismos de monitoração e avaliação.

Instâncias Colegiadas de Decisão
Luiz Antonio Nunes

A Lei Orgânica da Saúde, que regulamentou a implantação do SUS, pressupôs como prioridade absoluta a descentralização das ações e serviços de saúde. Isto implicou em redistribuição de poder, redefinição de papéis dos gestores públicos e estabelecimento de novas relações entre as três esferas de governo.

Como pressuposto básico, impõe a necessidade de um processo pactuado e flexível, que permita diálogo e negociação, em decorrência de terem sido criadas instâncias colegiadas de decisão, com as seguintes características:

- Conferência de Saúde
  - Deve reunir-se no mínimo a cada quatro anos.
  - Existe nas três esferas de governo.
  - Conta com a representação dos vários segmentos sociais e tem como missão avaliar a situação da saúde e propor as diretrizes para a formulação da política de saúde nos níveis correspondentes, sendo convocada pelo Poder Executivo ou, extraordinariamente, pelo Conselho de Saúde.
  - A representação nelas, dos diversos segmentos, deve ser paritária, isto é, metade dos membros são representantes dos usuários, e a outra metade divide-se entre governo, prestadores de serviços (contratados e conveniados) e trabalhadores de saúde.
- Comissão Intergestora Tripartite (CIT)
  Integrada por cinco representantes do Ministério da Saúde (MS), cinco do Conselho Nacional de Secretários de Saúde (CONASS) e cinco do Conselho Nacional de Secretários Municipais de Saúde (CONASEMS). O coordenador é indicado pelo MS.
- Comissão Intergestora Bipartite (CIB)

- Tem composição paritária, sendo integrada por representação da Secretaria de Estado da Saúde (SES) e do Conselho Estadual de Secretários Municipais de Saúde (COSEMS) ou órgão equivalente. O secretário da capital do estado é membro nato.
- Pode funcionar com comissões regionais.

- Conselho de Saúde
  - Nacional, Estadual e Municipal.
  - Tem caráter permanente e deliberativo.
  - É composto por representantes do governo, prestadores de serviço, profissionais de saúde e usuários.
  - Atua na formulação de estratégias e no controle da execução da política de saúde na instância correspondente, inclusive nos aspectos econômicos e financeiros, cujas decisões serão homologadas pelo chefe do poder legalmente constituído em cada esfera do governo.
  - Neles a representação também é paritária, metade usuários, 25% de trabalhadores de saúde e 25% prestadores públicos privados.
  - As esferas gestoras do SUS ficaram assim organizadas:
    - *no âmbito federal* – Ministério da Saúde, Conselho Nacional de Saúde (CNS) e Comissão Intergestores Tripartite;
    - *no âmbito estadual* – Secretaria Estadual da Saúde, Conselho Estadual de Saúde e Comissão Intergestores Bipartite;
    - *no âmbito municipal* – Secretaria Municipal de Saúde e Conselho Municipal de Saúde (CMS).

Normas Operacionais Básicas do SUS

Luiz Antonio Nunes

As Normas Operacionais têm como principal objetivo disciplinar o processo de implementação do SUS e voltam-se diretamente para a definição de estratégias e movimentos táticos, servindo ainda para orientar a operacionalidade do sistema por detalharem as competências das três esferas de governo.

Norma Operacional Básica 01/91

Esta norma criou a AIH (Autorização de Internação Hospitalar); o SIH (Sistema de Informação Hospitalar); e o FEM (Fator de Estímulo à Municipalização). Criou também os Conselhos Estaduais e Municipais.

Norma Operacional Básica 01/93

Esta norma representou um avanço no processo de descentralização das ações e dos serviços de saúde, pois definiu procedimentos e instrumentos operacionais que visavam ampliar e aprimorar as condições de gestão, no sentido de efetivar o comando único do SUS nas três esferas de governo. Através dela foram criadas as Comissões Intergestores, o FAE (Fator de Apoio ao Estado), o FAM (Fator de Apoio ao Município) e o SAI (Sistema de Informação Ambulatorial).

Norma Operacional Básica 01/96
(algumas disposições desta Norma e da NOAS-SUS foram alteradas pelo Pacto pela Saúde 2006. Ver pág. 155, Cap. 26)

Esta norma veio aperfeiçoar a gestão dos serviços de saúde e a própria organização do sistema, pois reafirma os princípios constitucionais ao definir que o município é o responsável, em primeira instância, pela situação de saúde de sua população, organizando os serviços que estão sob sua gestão e/ou participando na construção do acesso aos demais serviços (dentro ou fora do município). Esta NOB aponta para uma reordenação do modelo de atenção à saúde, bem como define a participação do município no financiamento juntamente com os outros gestores.

NOAS – SUS 01/2001-2

A edição desta norma teve como motivação importante a constatação da existência de milhares de municípios pequenos demais para gerirem um sistema funcional completo, bem como pela ocorrência de dezenas que são pólos de atração regional e para onde drenam as demandas dos municípios circunvizinhos. Através dela ficam:

I. ampliadas as responsabilidades dos municípios na Atenção Básica de Saúde;
II. define-se o processo de regionalização da assistência;
III. criam-se mecanismos para o fortalecimento da capacidade de gestão do SUS; e
IV. atualizam-se os critérios de habilitação de estados e municípios.

A proposta de intensificação da descentralização apresentada nesta norma é calcada na regulação da regionalização das ações de saúde. Ela define também que a elaboração do Plano Diretor de Regionalização é de competência do gestor estadual, devendo ser aprovada na Comissão Intergestora Bipartite e no Conselho Estadual de Saúde antes de seu encaminhamento ao Ministério da Saúde.

Modelo Assistencial
Luiz Antonio Nunes

Denomina-se *modelo assistencial* o modo como estão organizadas e combinadas as diversas formas de intervenção no processo saúde-doença. Não se pode dizer que exista um modelo ideal, mas sim um modelo mais adequado a cada tipo de sociedade. (Fiocruz,1998)

O Brasil já teve em experiência vários modelos. No século XIX adotou o modelo denominado *sanitarismo campanhista*, no qual os serviços e ações sanitárias eram fornecidos de forma compulsória, visando principalmente às doenças infecto-contagiosas.

Em conseqüência do processo de urbanização e industrialização que ocorreu em nosso país, a partir dos anos 1920 e 1930 foi adotado o chamado *modelo assistencialista*. Desenvolvido como componente do sistema previdenciário, esse sistema tinha como clientes os trabalhadores inseridos no mercado formal de trabalho. Atendia, basicamente, somente o que a auto-avaliação da clientela definia como problema. As atividades de prevenção eram preteridas em função das atividades meramente curativas. Os principais problemas deste modelo são:

- somente os usuários inseridos no mercado formal de trabalho e seus dependentes tinham acesso às principais unidades de saúde do sistema público;
- priorização da prática médica curativa, individual, assistencialista e especializada, em detrimento das ações de prevenção de agravos e promoção da saúde;
- criação, através da intervenção estatal, de um complexo médico-industrial, com grande incorporação tecnológica de equipamentos caros, mas cuja aquisição não era planejada em função das necessidades da população;
- organização da prática médica em termos de lucratividade do setor saúde, resultando na capi-

talização da medicina, com privilégio para o prestador privado, uma vez que a maior parte dos serviços era prestada pela rede conveniada;

- desarticulação das ações dentre os níveis de governo.

Esse modelo resultava, na prática, que as pessoas, não encontrando solução para seus problemas nos centros e postos de saúde, buscavam atendimento nos hospitais, geralmente localizados nos grandes centros urbanos, que ficavam sobrecarregados, sem capacidade de priorizar os usuários com problemas que realmente necessitavam de atenção hospitalar.

Com o advento do SUS surge uma nova proposta – o *"modelo integrado"* – que implica não somente mudanças organizacionais (descentralização, hierarquização etc.), mas uma nova compreensão do processo saúde-doença e uma redefinição do vínculo entre os serviços e os usuários.

A saúde passa a ser vista não mais como ausência de doença, mas como qualidade de vida.

Nesse novo modelo propõem-se três grandes eixos de ação:

- promoção de saúde;
- prevenção de enfermidades; e
- acidentes e atenção curativa.

O seu pilar fundamental é a atenção básica à saúde, enfatizando que esta deve ser a porta de entrada para todo o resto do sistema.

Redefine-se o modelo de financiamento, que procura conjugar o critério populacional com o epidemiológico, bem como se introduz a avaliação do desempenho através dos indicadores.

Novas estratégias quanto à prestação de cuidados fazem parte do modelo como o Programa de Saúde da Família e o Programa dos Agentes Comunitários de Saúde.

Orçamento Público em Saúde
Luiz Antonio Nunes

Este tema que normalmente é tratado pelos economistas e contabilistas e, para nós médicos ou profissionais da saúde, quase sempre é maçante e árido, deve ser, pelo menos, conhecido para que saibamos como e quando podemos interferir no seu ciclo. Estamos acostumados e temos interesse em conhecer os princípios e o funcionamento dos aparelhos e das "máquinas" que manipulamos no nosso dia-a-dia. Assim deve ser o procedimento com esse "instrumento" que interfere e bastante na utilização dos parcos recursos destinados à saúde. Vamos aqui dar umas rápidas pinceladas sobre ele.

Orçamento é a previsão do que vai ser arrecadado e as autorizações para gastar. Abrange, portanto, as receitas e as despesas. O orçamento público também pode ser visto como um instrumento que reflete o planejamento socioeconômico, financeiro e administrativo em curto prazo e o controle na utilização dos recursos.

De acordo com a nossa lei, tanto as receitas quanto as despesas se classificam em duas grandes categorias econômicas: as correntes e as de capital.

Nas receitas correntes se enquadram as receitas tributárias e de contribuições; nas de capital, as provenientes de operações de créditos e da alienação (cessão ou transferência) de bens.

Nas despesas correntes se enquadram as despesas de custeio e nas despesas de capital os investimentos e as inversões financeiras.

O planejamento do orçamento possui dois instrumentos que devem ser elaborados pelos governos:

1. *Plano Plurianual (PPA)* – expressa em termos físicos as ações que serão executadas a médio e longo prazos, contendo as diretrizes, os objetivos e as

metas da Administração; deverá ser aprovado pela Câmara Municipal.

O plano contempla não só os investimentos (obras ou compras de equipamentos), mas também as despesas deles decorrentes para seu funcionamento. Ele deve ser a materialização formal do programa do governo que assume.

A partir dele, serão elaboradas as Leis de Diretrizes Orçamentárias (LDO) e as Leis Orçamentárias Anuais (LOA).

O plano passa a vigorar a partir de 1º de janeiro do 2º ano do mandato até 31 de dezembro do 1º ano do mandato seguinte.

É uma carta de intenções e, portanto, um planejamento de longo prazo.

2. *Lei de Diretrizes Orçamentárias (LDO)* – constitui um conjunto de instruções para a concretização de um plano de ação governamental, destacando providências para a elaboração do orçamento; possibilita a concretização das ações governamentais em médio prazo.

   Ela define as metas e prioridades do "ano seguinte", com base no estabelecido no Plano Plurianual, tendo vigência de um ano. O conteúdo da LDO irá orientar a elaboração da Lei Orçamentária Anual.

O Ciclo Orçamentário Anual é dividido nas seguintes fases:

- elaboração:
  - estima-se a receita;
  - formulam-se as políticas e os programas de trabalho, estabelecem-se as prioridades; e
  - calculam-se os gastos;
- votação:
  - para aprovação pela Câmara Municipal até 31 de dezembro do ano corrente, por meio de Lei Municipal específica;

- programação da despesa e execução:
  - momento em que se arrecada a receita e cumprem-se os planos de trabalho;

- avaliação:
  - momento em que se analisa o que foi gasto em relação ao que havia sido planejado.

Financiamento do SUS
Luiz Antonio Nunes

O financiamento do SUS é de competência das três esferas de governo, sendo custeado através de recursos financeiros provindos do Tesouro, nas três referidas esferas.

As principais fontes de financiamento em nível federal são:
- Contribuição sobre o Faturamento – Cofins;
- Contribuição sobre o lucro líquido;
- Contribuição Provisória sobre Movimentação – CPMF;
- Fontes fiscais destinadas à cobertura de despesas com pessoal e encargo social.

O conjunto dos recursos financeiros estabelece o Teto Financeiro Global (TFG), que se define para estados (TFGE) e municípios (TFGM) de acordo com a Programação Pactuada Integrada (PPI).

A Programação Pactuada Integrada (PPI) é:
>um instrumento formalizador e de negociação entre os gestores, que integra as responsabilidades, objetivos, metas, recursos e tetos orçamentários e financeiros de todos os níveis de gestão e envolve todas as atividades do SUS, buscando a integralidade das ações.
>
>Os critérios para a pactuação integrada são definidos nas comissões Intergestora Bipartite e Intergestora Tripartite, sendo aprovados nos respectivos Conselhos.

Os recursos financeiros são passados fundo a fundo, sendo necessário que cada estado e município crie seu "Fundo de Saúde", que é um instrumento de agilização da execução financeira, sendo o ordenador de despesas o secretário municipal de saúde. A operacionalização do

"Fundo" deve ser direta e automática, devendo ocorrer sem interferência das secretarias de Planejamento e Fazenda e/ou Finanças.

Segundo a legislação, 50% do repasse do Fundo Nacional de Saúde (FNS) aos Fundos Estaduais de Saúde (FES) e Fundos Municipais de Saúde (FMS) devem ocorrer segundo critérios populacionais, e os outros 50% por critérios epidemiológicos e demo-gráficos, estabelecendo, assim, as bases para a parte fixa e a parte variável do financiamento. Atualmente, o valor do Piso Assistencial Básico (PAB) fixo varia de R$ 10,00 a R$ 18,00 *per capita* ao ano, que são transferidos em 12 parcelas mensais, fundo a fundo, para os municípios habilitados.

A partir daí, por meio de adesão a programas incentivados, o município pode receber repasses maiores. Esses programas compõem o PAB variável, sendo também financiados por meio de repasses mensais automáticos, fundo a fundo.

São seis os programas incentivados na atenção básica:

- Saúde da Família/Agentes Comunitários de Saúde
- Saúde Bucal
- Assistência Farmacêutica Básica
- Combate às Carências Nutricionais
- Combate a Endemias
- Vigilância Sanitária

O Sistema Único de Saúde e a Relação Público/Privado

Luiz Antonio Nunes

Com o título acima, a Secretaria Estadual de Saúde do Estado de São Paulo, através do Núcleo de Investigação em Serviços e Sistemas de Saúde do Instituto de Saúde, promoveu um ciclo de debates no qual foram discutidos importantes aspectos desta relação e do qual seguramente saíram conclusões fundamentais. Acredito que o tema é bastante atual e que vale a pena levar ao conhecimento de todos os que trabalham na ponta da linha e participam desta relação, muitas vezes, de forma dupla, como prestador de serviços e ou como usuário. Vamos abordar de uma forma resumida alguns dados ali colhidos.

O ciclo de debates se fundamentou em uma pesquisa realizada pela equipe dirigida pela Dra. Luiza Sterman Heiman, desenvolvida na Região Metropolitana de São Paulo — RMSP (constituída por 39 municípios, que concentram 10% da população brasileira e 18% do PIB nacional), na qual são analisadas as relações entre o setor público e o privado.

Antes de analisarmos as conclusões da pesquisa, faz-se necessário rever algumas questões pertinentes ao assunto.

A Lei 8.080/90, a Lei Orgânica da Saúde, que regulou as ações e serviços de saúde previu a participação da iniciativa privada, sob a forma de convênios ou contratos, em caráter complementar e por insuficiência dos serviços estatais, bem como estabeleceu a obrigatoriedade de obediência desta aos princípios do SUS. Na citada Lei é dedicado um título (o III) aos Serviços Privados de Assistência à Saúde.

Ficaram definidos exatamente os espaços sociais da saúde, em três categorias:

- o estatal, pertencente ao Estado;
- o privado, de propriedade de agentes não-estatais, lucrativo ou não;
- e o público, que não é estatal, mas se dedica quase integralmente ao atendimento não pago diretamente.

O setor privado é formado por consultórios, hospitais, clínicas e laboratórios que não possuem qualquer vínculo com o SUS, no que concerne à prestação de serviços, prestando serviços à população mediante pagamento direto ou pagamento efetuado por empresas, cooperativas, instituições patronais ou mutualistas que intermedeiam a relação prestador-consumidor.

Este é o denominado *sistema suplementar*, para diferenciar daquele sistema complementar, que presta serviços ao SUS. Este sistema suplementar é composto por quatro modalidades: Medicina de Grupo, Cooperativas Médicas, Planos Próprios de Empresa (plano administrado e autogestão) e Seguro-Saúde.

Voltando à pesquisa citada, ela demonstrou que na região avaliada a cobertura da população possuidora de planos de saúde é de 44,2%, variando de 38,6% em Osasco a 71,5% em Santo André e é quase inexistente em Franco da Rocha.

No conjunto dos municípios estudados, 82,5% do grupo de maior renda possuíam planos, enquanto nos de menor renda esse número é de apenas 16%. Quanto ao perfil etário, os consumidores de planos de saúde se concentram na faixa etária de 18 a 50 anos, ou seja, a população economicamente ativa. Na faixa entre 31 e 50 anos, 54,5% pertencem a planos de empresas empregadoras. Na faixa de 51 anos ou mais, 35,6% dos consumidores compram seus planos de saúde diretamente no mercado.

Uma questão que é sempre polemizada, e a pesquisa procurou elucidar, é saber se aqueles que são beneficiados ou têm condições de manter um plano de saúde possuem melhor qualidade de serviços médicos ou hospitalares, ou se a relação entre o SUS e o sistema suplementar de assistência à saúde cria, mantém e reproduz desigualdades em saúde.

Esta pesquisa propiciou delimitar e aprender esta relação na oferta e na utilização dos serviços de saúde na RMSP. Ela tornou possível também evidenciar como se estabelecem as relações entre a rede de serviços do SUS e a rede privada operada pelos planos de saúde.

Os resultados alcançados mostraram:

a. *desigualdades na oferta dos serviços*. De um total de 37.584 leitos (na RMSP), 63,02% pertencem à rede privada e 36,98% são da rede pública. Do total das internações na Região, 52% foram realizadas pela rede SUS, 43,5% pela rede privada de planos e seguros de saúde e 4,5% pela rede particular evidenciando uma ociosidade dos leitos privados. Quanto aos atendimentos de urgência/ emergência 72,9% são realizados pelo SUS, 25,1% pelos planos e seguros de saúde e 2% particulares, demonstrando que o setor público é o grande prestador desta modalidade de atenção.

A oferta de serviços de apoio diagnóstico e terapêutico na rede privada é de 854 estabelecimentos contra 112 da rede pública. Nesta última, 74,1% são contratados na rede privada com fins lucrativos, 10,7% são conveniados da rede particular e apenas 15,2% desta oferta são serviços estatais, apontando para o baixo investimento do setor público na construção de uma rede própria.

b. *desigualdades na demanda*. No início deste artigo citamos os dados referentes à cobertura da população, mostrando as desigualdades quanto aos municípios estudados da RMSP, quanto à faixa de renda e quanto ao perfil etário.

Desigualdades entre os beneficiários de planos e os usuários do SUS na utilização dos serviços quanto aos mecanismos de acesso, ao tempo de espera e aos tipos de serviços também puderam ser identificadas.

A rede SUS tem um tempo de espera maior para o atendimento quando comparada à rede dos planos. Porém, entre os beneficiários de planos, os de baixa renda esperam pelo atendimento mais do que o dobro do tempo em relação aos de maior renda.

Os possuidores de planos utilizam mecanismos mais ágeis para a marcação de consultas do que a população usuária do SUS. Quanto ao tipo de serviço, usam também o SUS para urgência e emergência, para obtenção de medicamentos e imunizações, independentemente da renda.

Para estudo da assistência de alta complexidade no SUS e sua relação com o setor privado, foi utilizado na pesquisa o atendimento ao infarto agudo do miocárdio como traçador. Foi possível verificar que, pelo menos, 10,97% das cirurgias de revascularização do miocárdio realizadas no SUS são de pacientes possuidores de planos de saúde. Na alta complexidade, foi verificado que o SUS arca com as despesas que deveriam ser realizadas pelas operadoras e seguradoras. Além disso, o SUS oferece atendimento em todos os níveis de atenção, enquanto os planos tendem a executar procedimentos de menor custo e muitas vezes restringem os mais complexos e de maior custo.

As conclusões desta pesquisa, extremamente bem conduzida, trouxeram à tona questões fundamentais, que servirão de subsídio a todos os médicos que, de uma forma ou de outra, estão envolvidos na implementação das políticas públicas de saúde. Maiores informações sobre a pesquisa podem ser solicitados no e-mail nisis@saude.sp.gov.br.

Há Escassez de Recursos Médicos? Vamos bem alocá-los

Luiz Antonio Nunes

> "Em casa onde falta o pão,
> todos gritam e ninguém tem razão."
> *Sabedoria Popular*

Os avanços da ciência médica que ocorreram nas últimas décadas têm colocado em discussão um conjunto de questões éticas, políticas e econômicas. Grande parte dessas questões está associada aos altos custos exigidos pela incorporação das novas tecnologias médicas e às dificuldades de financiamento decorrentes. A disputa por recursos, que sempre serão escassos, acaba por dificultar nosso trabalho médico a quem cabe definir quais os pacientes que receberão tratamentos complexos capazes de salvar vida.

A necessidade de se encontrar soluções nos leva a tratar do assunto, neste momento em que estamos às vésperas da mudança de muitos gestores municipais. O conhecimento e a discussão por nós médicos, seguramente os atores mais importantes da rede da saúde, é de extrema importância, pois esperamos que os próximos gestores tenham a sensibilidade e o bom senso de nos auscultar.

O tema pode ser analisado sob três prismas.

1. Quanto à organização do sistema de saúde – o que pode ser feito para distribuir adequadamente os escassos recursos disponíveis entre as diferentes áreas e especialidades que compõem o atendimento à saúde? Afinal é preciso dividir de uma forma justa os recursos, por exemplo, entre cardiologia, nefrologia e ortopedia, citando algumas especialidades. É necessário balancear os investimentos

entre as ações básicas e complexas, decidindo, por exemplo, quanto destinar à vacinação de crianças e aos tratamentos oncológicos; e, também, quanto investir nas diferentes ações concorrentes dentro de um mesmo nível de complexidade.

2. Enfocar as dificuldades vividas por nós, médicos, no nosso dia-a-dia, para definir que pacientes terão prioridade para receber caros tratamentos capazes de garantir a vida. Os pacientes devem ser selecionados pelo seu prognóstico, ou deve-se manter um critério de justiça, garantindo chances iguais de acesso a esses tratamentos a todos os que precisam?

3. Quais são os limites que o próprio sistema de saúde tem imposto ao desenvolvimento de modelos alternativos de distribuição de recursos na área e como se pode tornar mais transparente a distribuição dos escassos recursos?

O que financiar?

A resposta a esta pergunta constitui uma polêmica constante que envolve, além dos prestadores e dos usuários, economistas, filósofos e sociólogos, todos buscando identificar critérios e procedimentos de alocação de recursos que permitam alcançar uma distribuição mais adequada deles.

De um lado, os defensores da aplicação dos recursos em procedimentos que apresentam o maior custo-efetividade em bens públicos ou serviços clínicos essenciais. O custo-efetividade mediria as intervenções com base em quanto cada uma gasta para proporcionar um ano a mais de vida saudável.

Já os bens públicos são definidos como aqueles que podem ser usufruídos pelos cidadãos sem que com isso seja diminuída a sua disponibilidade para outros cidadãos (ex.: vacinas, controle de vetores de doenças etc.). Nos serviços clínicos essenciais são incluídos, por exemplo, acompanhamento à gestante e ao recém-nascido e tratamento de doenças sexualmente transmissíveis. Segundo os técnicos do Banco Mundial, o que tem sido sempre criticado pelos ideólogos brasileiros, se fossem implementadas as "vinte intervenções mais eficazes em termos de custos se poderia eliminar mais de 40% do impacto da doença e três quartos dos problemas de saúde infantis. Redirecionar recursos das intervenções de alto custo por ano de vida ganho para intervenções mais baratas poderia, assim, reduzir drasticamente o impacto da doença, sem produzir aumento de despesas".

A difícil escolha:
a quem dar tratamento?

Nosso dia-a-dia, no exercício da prática médica, coloca-nos freqüentemente diante de um dilema trágico: como fazer a escolha do paciente que receberá um tratamento capaz de lhe salvar a vida?

Alguns responderão que os recursos devem ser dirigidos àqueles que receberão o maior, isto é, o mais longo benefício. O critério de idade, nesses casos, poderia ser uma medida. Outro argumento gira em torno da qualidade de vida, dando mais uma vez prioridade aos mais jovens, pois os idosos não terão, em princípio, a mesma qualidade de vida que os mais jovens.

Outro critério de elegibilidade é a área geográfica de origem do paciente, dando a grande maioria dos cidadãos orientação a que os recursos sejam direcionados para os doentes locais.

Um levantamento feito nos EUA mostrou que o encaminhamento de pacientes para transplante é feito com base em fatores como: estabilidade psicológica dos pacientes; sua idade; a qualidade de vida que desfrutam; o fato de contarem com uma família que lhes dê apoio; o custo do tratamento; a necessidade de avançar nas pesquisas médicas; a motivação do paciente e mesmo o valor do paciente para a sociedade. Esses resultados mostram que os critérios que dominam a elegibilidade e admissibilidade são fortemente marcados por fatores não-médicos. Mesmo quando os recursos são escassos, as decisões médicas podem ser influenciadas, mesmo que involuntariamente, por fatores sociais.

A seleção utilizada em muitos centros de transplante é feita por um sistema mecânico e multifatorial, pela atribuição de pontos tanto a dimensões associadas à eficiência (histocompatibilidade, logística etc.) quanto a considerações de urgência e justiça (tempo de espera em lista). Sistemas mecânicos, no entanto, nem sempre podem ser aplicados na seleção, seja porque em muitos casos os pacientes não estão organizados em filas, seja em virtude de dificuldades por vezes intransponíveis para se definir um sistema de pontos aceitável tanto do ponto de vista médico quanto social.

Alocação de recursos no SUS – É possível unir universalidade à integralidade?

A Constituição de 1988 e a Lei Orgânica da Saúde trouxeram um grande problema para os gestores ao garantir a universalidade de acesso e a integralidade da atenção, sem definir aportes adequados de recursos (a avaliação do "necessário e suficiente" sempre tem sido feita com base no comportamento histórico do setor, sem proposição de cenários prospectivos) e também por não estabelecer critérios racionais no gerenciamento e na distribuição destes recursos.

Constitui, em nosso país, grande distorção o fato de o Ministério da Saúde destinar 40% do seu orçamento aos procedimentos de alta complexidade. As áreas de rim e coração, por exemplo, canalizavam, em 1991, 14,9% do orçamento para apenas 3% da população atendida pelo SUS. Em 1989 o gasto *per capita* no sistema de alto custo era de US$ 755,80 e o gasto *per capita* global era de apenas US$ 44.

Hoje, no Brasil, a seleção dos pacientes que receberão escassos recursos disponíveis é geralmente feita de forma discricionária, isto é, os alocadores têm um alto grau de liberdade em tal escolha.

Deverão ser promovidos amplos debates públicos, com todos os segmentos representados e com a participação do poder judiciário (já que este é um poder que interfere não obrigando os gestores a seguirem a lei ao pé da letra, mesmo sem recursos!), sobre os critérios para a seleção dos pacientes, bem como sobre o perfil adequado e a transparência nos procedimentos de distribuição dos recursos.

Somente desta forma, a tarefa dos médicos, a quem cabe implementar as políticas de saúde decididas nos altos escalões e de realizar a difícil escolha, ficará mais leve e menos conflitos ocorrerão.

Os interessados em maiores informações sobre o tema poderão obtê-las no artigo "Como alocar recursos médicos escassos?", escrito por Vera Schattan P. Coelho, no livro *Ciências Sociais e Saúde para o Ensino Médico* de Ana Canesqui (ed. Hucitec).

O SUS e o Idoso
Luiz Antonio Nunes

O distanciamento entre aquilo que está posto na Lei e a situação real dos idosos no Brasil é algo tão marcante que exige uma ampla discussão por toda a sociedade, em todos os espaços.

No início deste novo século, um dos grandes desafios que se apresenta para o sistema de saúde e para nós médicos, atores principais desse sistema, está em se preparar para proporcionar uma atenção adequada a um segmento da população que cresce a cada ano e que traz enorme demanda de múltiplas necessidades. Este segmento, o das pessoas com 60 anos ou mais, atingiu no Brasil, segundo o Censo 2000 do IBGE, o total de 14,5 milhões de pessoas contra 10,7 milhões em 1991, o que significa um crescimento de quase 4 milhões de pessoas nessa década de 1990.

Somente na cidade de São Paulo os integrantes dessa faixa etária representam 9,95% da população e, segundo os dados do IBGE, vale cerca de 1.063.128 pessoas, sendo 571.857 deles totalmente dependentes do SUS.

As razões da mudança do quadro demográfico são bastante conhecidas: uma tendência de queda na fecundidade e o aumento da expectativa de vida.

Com o envelhecimento populacional, temos um aumento da prevalência de doenças crônicas e incapacitantes e uma mudança de paradigma na saúde pública. As doenças diagnosticadas num indivíduo idoso geralmente não admitem cura e, se não forem devidamente tratadas e acompanhadas ao longo dos anos, tendem a apresentar complicações e seqüelas que comprometerão a independência e a autonomia do paciente. Na realidade, o que se visa preservar no idoso é a sua autonomia, ou seja, a capacidade de determinar e executar seus próprios desígnios.

Capacidade funcional é o escopo buscado no novo paradigma de saúde, que se tem que estabelecer, pois é bastante relevante para o idoso. Envelhecimento saudável é o resultante da interação multidimensional entre saúde física, saúde mental, independência na vida diária, integração social, suporte familiar e independência econômica.

As diretrizes que o Ministério da Saúde, em 1996, traçou para a atenção ao idoso foram:

- *promoção de um envelhecimento saudável* – orientação sobre a importância da melhora de suas habilidades funcionais mediante a adoção de hábitos de vida saudáveis, tais como:
  - prática regular de exercícios físicos;
  - nutrição saudável;
  - convivência social estimulante;
  - busca de uma ocupação prazerosa;
  - utilização de mecanismos de atenuação do estresse, entre outros;

- *manutenção da capacidade funcional e da prevenção de agravos*;

- *assistência às necessidades de saúde do idoso, contemplando a humanização do seu atendimento:*
  - criação da figura do acompanhante do idoso, que o acompanharia nas internações, com inclusão e cobertura das suas despesas de hotelaria na conta do SUS ou do plano de saúde do paciente;
  - internação somente em casos de extrema necessidade e naqueles estabelecimentos que, por proporcionarem um tratamento preferencial ao idoso, receberão o nome de "Hospital Amigo do Idoso";
  - criação de outras modalidades assistenciais, como a casa do idoso, o Hospital-Dia Geriátrico, por exemplo;
  - atendimento preferencial nas UBS ou através do Programa de Saúde da Família (PSF) no domicílio; e
  - a criação de Centros de Referência de Idosos;

- *reabilitação da capacidade funcional comprometida;*

- *capacitação de recursos humanos especializados* – através de cursos de capacitação de cuidadores de idosos domiciliares, que podem ser familiar, não-familiar e institucional.

Nós, médicos, individualmente ou através das nossas associações, ou das sociedades de especialidade em um trabalho conjunto com os outros profissionais da saúde (enfermeiras, fisioterapeutas, terapeutas ocupacionais, psicólogos, nutricionistas e assistentes sociais), temos que, imediatamente, buscar uma reestruturação programática no sentido de priorizar nas UBS ações concentradas de promoção de saúde e que visem à manutenção da capacidade funcional para esta crescente população. Estas ações devem ter uma relação de custo-benefício aceitável para os administradores dos escassos recursos destinados à área da saúde.

Melhorando a Assistência à Saúde do Idoso

Luiz Antonio Nunes

O rápido crescimento da população de idosos, no Brasil, causa importante impacto em toda a sociedade, principalmente nos sistemas de saúde. A organização do sistema de atendimento às demandas desse grupo etário, quanto às instalações, programas específicos e recursos humanos adequados, quantitativa e qualitativamente, ainda é precária.

Baseado nestas constatações, um grupo de pesquisadores, encabeçado por Roberto Alves Lourenço, publicou um trabalho na *Revista de Saúde Pública* 2005; 39 (2): 311-8, no qual é proposto um modelo ambulatorial de triagem rápida que busca proporcionar um atendimento geriátrico de melhor qualidade. Procuraremos sintetizá-lo neste espaço.

A assistência ao idoso apresenta um estrangulamento, que é a demanda altamente reprimida por atendimentos ambulatoriais especializados, criando uma dificuldade crescente na identificação de idosos com risco de adoecer e morrer precocemente. Acresce-se a esse fato o pequeno número de profissionais de saúde habilitados a tratar de idosos.

O modelo de atenção proposto é baseado na aplicação sistemática de instrumentos de avaliação de riscos de adoecimento e perda funcional, estratificando a população-alvo em categorias com distintas chances de morbidade e mortalidade, permitindo assim segmentar as intervenções em função dessas categorias de risco.

Na proposta desse novo modelo, leva-se em consideração a heterogeneidade da situação de saúde dos idosos. Enquanto alguns estudos mostram que 80% da população idosa pode ser considerada saudável, outros mostram que entre 10% e 25% dessa população são portadores de condições clínicas que os identificam como indivíduos frágeis, que necessitam de cuidados intensivos e de custos elevados.

Na implantação desse modelo, a rede de serviços de saúde deve ser adaptada ao perfil demográfico e epidemiológico de cada região e deve ter um forte enfoque na prevenção e reabilitação.

O modelo compreende um conjunto de ações instituídas em nível ambulatorial, desenvolvidas em duas etapas, e é constituído por:

- um fluxo de atividades de promoção de saúde;
- prevenção;
- acompanhamento e tratamento das doenças; e
- referências para centros de avaliação e reabilitação geriátricas.

A primeira etapa pressupõe a captação, por meio de demanda espontânea ambulatorial ou captação domiciliar (através do PSF) ou busca telefônica (serviços de *call center*), e, a seguir, a identificação de risco de grandes grupos de idosos, efetuada por meio de um fluxo hierarquizado de ações.

Através de uma triagem rápida (TR), que consiste na aplicação de um questionário com oito variáveis e é efetuada por profissionais treinados das equipes de saúde, os idosos são classificados em:

- de Risco Baixo ou
- de Risco Médio/Alto (fragilizados ou com riscos de fragilização).

Dependendo do grau de risco, proceder-se-á a marcação de consulta, na qual será realizada outra etapa de avaliação funcional. Os usuários de baixo risco passam a fazer parte de um arquivo de controle, disponível para contato posterior, ou serão encaminhados para atividades variadas num centro de convivência para idosos.

Na segunda etapa, que tem início com a consulta, priorizada por critério de risco (e não pela simples regra da hora de chegada na fila), propõe-se que as ações informais, de promoção e prevenção de doenças, já se iniciem na sala de espera. A identificação prévia otimiza também o uso de recursos diagnósticos e de reabilitação, contribuindo para melhor utilização dos sempre parcos recursos.

Desta forma, muitos encaminhamentos para o serviço de emergência, com sua conseqüente sobrecarga e o atendimento precário por isso gerado, são evitados.

Os temas abordados na sala de espera serão aqueles relacionados ao processo de envelhecimento, dando ênfase às síndromes geriátricas, e os problemas de saúde mais comuns nesta fase da vida, como, por exemplo, diabetes, hipertensão, osteoporose, entre outros. Enfoques educativos sobre prevenção de quedas, melhora da qualidade de vida através de atividade física, boa alimentação etc. devem ocupar boa parte destes temas, além de outros sugeridos pelos próprios usuários.

Antes da consulta médica, o idoso é atendido por um profissional de saúde, adequada e previamente treinado, que avaliará o seu desempenho funcional por meio de um instrumento de rastreamento, de avaliação da capacidade funcional, denominado Avaliação Funcional Breve – AFB.

A AFB é um instrumento composto por 11 itens, cada um avaliando uma área específica. São elas:

- visão;
- audição;
- função dos braços e pernas;
- continência urinária;
- nutrição;
- estado mental;
- distúrbios da afetividade;
- atividades da vida diária;
- atividades instrumentais da vida diária;
- ambiente no domicílio;
- rede de suporte social

Esta Avaliação Funcional Breve será analisada pelo médico clínico que, após treinamento, estará habilitado a identificar se o idoso pode ser acompanhado nesta unidade de saúde ou se, devido aos importantes distúrbios funcionais e/ou síndromes geriátricas identificadas, deve ser encaminhado para os centros especializados ou locais onde haja profissionais qualificados em avaliação e reabilitação geriátricas.

Quando não forem identificados distúrbios ou alterações funcionais, o acompanhamento poderá ser feito pelo próprio clínico, com atenção para modificações nesse quadro inicial. A correta identificação daqueles idosos de menor risco permite o adequado acompanhamento dos mais fragilizados, que muito se beneficiariam do atendimento realizado por especialistas, os quais são em número insuficiente para atender a crescente população de idosos.

Participação dos Médicos no Controle Social do SUS

Luiz Antonio Nunes

"Um homem que não se ocupa de política não deve ser considerado um cidadão tranqüilo, mas um cidadão inútil."
Péricles (final do primeiro ano da guerra do Peloponeso – Atenas)

A Lei Orgânica da Saúde regulamentou a participação da comunidade no SUS em duas instâncias colegiadas para cada esfera de governo (federal, estadual e municipal): as Conferências de Saúde e os Conselhos de Saúde.

Os Conselhos de Saúde, de acordo com essa lei, são órgãos de *caráter permanente e deliberativo*, com um número de conselheiros de 10 a 20 membros, distribuídos em 50% de usuários, 25% de trabalhadores de saúde e 25% de prestadores de serviços (público e privado), cabendo a eles a formulação de estratégias, controle e fiscalização da execução da política de saúde em sua esfera governamental, inclusive em seus aspectos econômicos e financeiros.

Já as Conferências de Saúde, devem-se reunir, em cada nível de governo, a espaços não superiores a quatro anos, com representantes dos vários segmentos sociais, em número ilimitado, para avaliar a situação de saúde e propor diretrizes para a formulação da política de saúde da sua esfera governamental. Elas têm um caráter *consultivo*.

Para que possam melhor refletir os pontos de vista de toda a comunidade que representam, é importante que os Conselhos e as Conferências de Saúde estejam constituídos por membros dos diversos estratos sociais da comunidade, agrupados nas categorias de *usuários*, por um lado, e de *prestadores* de serviços de saúde, por outro. A lei prevê a paridade entre usuários e prestadores.

Os usuários geralmente são representados por membros de associações comunitárias, organizações sociais, associações de portadores de patologias, organizações religiosas e outras; já entre os prestadores estão incluídos representantes dos trabalhadores da área de saúde (geralmente indicados por associações profissionais ou sindicais), representantes dos proprietários ou administradores de instituições prestadoras de serviços de saúde (clínicas, laboratórios, hospitais), e os gestores do Sistema de Saúde do respectivo nível de governo.

Muito embora a existência destes mecanismos no SUS já conte com 15 anos de vida, a participação dos médicos neles continua sendo muito pequena e ainda é desconhecida para muitos de nós. Os efeitos negativos desta nossa ausência são prejudiciais para toda a nossa categoria. Esta participação tem que ser incrementada e de forma rápida. Acredito que a motivação dos médicos poderia se fazer através dos seguintes passos:

- iniciar a discussão nos locais de trabalho, através das sociedades médicas desses locais, da importância da participação e da identificação dos temas que nos interessam;
- dessas discussões devem sair indicações dos médicos interessados e dos temas que deverão ser defendidos, que se juntariam aos representantes dos outros locais;
- a discussão sobre o assunto também deve começar a fazer parte da pauta das reuniões das sociedades de especialidades, que devem indicar seus representantes;
- os representantes devem-se reunir às entidades de classe: Associação Paulista de Medicina, Conselho Regional de Medicina e Sindicato dos Médicos para a ampliação da discussão sobre a forma de se conseguir uma maior participação e uma melhor representatividade nos Conselhos e nas Conferências de Saúde.

Desta forma, os grandes temas que nos afligem – como definição do Ato Médico, CBHPM, novas escolas médicas e suas implicações, atualização profissional para os médicos do serviço público, plano de cargos e carreira para a categoria, condições adequadas de trabalho etc. – seriam discutidos nessas instâncias com opinião da classe médica e não por outros profissionais de saúde.

Melhor Qualidade da Atenção Médica com Uso Racional da Tecnologia

Luiz Antonio Nunes

A incorporação de novas tecnologias e o seu uso racional é um dos grandes desafios que os gestores e os administradores dos sistemas de saúde enfrentam. As medidas de contenção de custos se impõem tendo em vista o nível de alocação de recursos, que sempre são insuficientes.

Nos países onde não existe controle sobre a implantação tecnológica, os gastos com equipamentos biomédicos e material para diagnóstico têm crescido continuamente e muito acima dos níveis inflacionários, levando a um expansão de gastos com saúde que ultrapassam todos os planejamentos.

Por outro lado, nós, profissionais médicos, temos a consciência, e isso constitui também motivo de orgulho profissional, de que temos que proporcionar ao nosso cliente um atendimento da melhor qualidade. A questão que se levanta é: *como conciliar a incorporação e o uso racional da tecnologia com atenção médica de qualidade?*

Diversos estudos que procuraram relacionar os resultados efetivos da tecnologia médica com o prognóstico dos pacientes e com o impacto na qualidade de vida chegaram à conclusao de que menos de 30% desses resultados podem ser imputados ao uso da tecnologia. Tomando-se, por exemplo, uma tecnologia específica, o ecocardiograma, diversas pesquisas concluíram que em apenas 14% dos pedidos havia uma justificativa precisa e que em menos de 30% das vezes em que foi solicitado teve interferência na conduta médica.

A necessidade de se promover avaliação tecnológica não tem sido mais discutida; em muitos países ela já é praticada e tem-se mostrado eficaz. Esta operação é realizada por uma rede que envolve universidades, institutos de pesquisa, sociedades de especialidade e associações médicas, o que garante sua independência ante grupos de interesses.

Têm sido identificadas algumas características fundamentais desta avaliação tecnológica:

- ela deve assessorar a decisão política;
- ela deve-se desenvolver através de um trabalho integrado de diversas disciplinas, como epidemiologia, engenharia biomédica, bioestatística, economia, sociologia, antropologia, bioética, direito, medicina, biofísica e outras;
- ela exige a melhor informação disponível sobre segurança, efetividade, custo e conseqüências do uso da tecnologia médica; e
- as informações devem ser disseminadas para os diferentes integrantes da cadeia assistencial: decisores políticos, instituições de saúde, profissionais de saúde, organizações de usuários etc.

Para que a avaliação tecnológica funcione adequadamente, há de se ter critérios muito precisos e que, normalmente, são:

- eficácia;
- custo/efetividade;
- custo/utilidade;
- segurança;
- implicações éticas e sociais.

Do ponto de vista do controle do uso das tecnologias, assumem importância cada vez maior os *protocolos clínicos* que estabelecem, com base na evidência científica disponível, padrões de processos que indicam uma boa prática médica.

Protocolos são condutas e procedimentos desenvolvidos sistematicamente para auxiliar os médicos em decisões sobre a melhor e mais apropriada conduta em situações clínicas específicas. Constituem-se em diretrizes que têm por objetivo conciliar informações e por fim padronizar condutas que auxiliem o diagnóstico e a tomada de decisões do médico.

"Diretriz" é a tradução consagrada, segundo a Associação Médica Brasileira, do termo em inglês *guideline*. Às vezes também é traduzido como *guia* ou *protocolo clínico*, embora esses sejam coisas um pouco diferentes das diretrizes. Existem também os termos *algoritmos clínicos* e *consensos*. Para usar uma definição curta, diretriz clínica é um documento que contém a melhor prática médica para uma determinada doença ou procedimento. Melhor no sentido de que é a mais aceita pelos mais respeitados especialistas naquela área, ou a mais baseada nas evidências científicas mais recentes possíveis. Uma diretriz pode ser escrita por uma pessoa só ou por um grupo de pessoas. Quando ela é elaborada por um comitê de especialistas, geralmente indicado por uma sociedade médica-científica, recebe o nome de consenso.

Quando a publicação assume a forma de uma seqüência padronizada de decisões, em forma publicada ou em um *software* interativo, ela é chamada de algoritmo clínico. E protocolo, por sua vez, pode ser reservado para as diretrizes que assumem um papel mais formal, estruturado, relativamente rígido, a ser seguido pelo médico como a forma até um pouco imposta de tratar ou diagnosticar.

Tipicamente, uma diretriz contém as seguintes seções: visão geral, avaliação e tratamento inicial, atenção ambulatorial, manejo de pacientes críticos, seguimento pós-tratamento, testes diagnósticos e exames usados, alta hospitalar e cuidados pós-alta, referências bibliográficas, glossário e acrônimos, e lista de autores.

Como se pode ver, são bem completas, e podem ser consideradas um tratado resumido sobre a doença ou procedimento, contendo muitas sinopses, tabelas e alguns diagramas. "A diferença em relação a um capítulo de livro convencional ou artigo de revista de revisão, é que as diretrizes são bastante práticas e concretas, envolvendo uma espécie de roteiro pra uso direto no dia-a-dia clínico" (transcrição dos artigos de Informática Médica de Renato M. E. Sabatini).

Assistência Médica Suplementar

Luiz Antonio Nunes

Para entendermos bem a natureza processual do SUS e da assistência médica supletiva, necessário faz-se recordar a trajetória do sistema de saúde brasileiro. A saúde no Brasil nunca foi pensada como um direito; ao contrário, foi pensada como um seguro, vinculada ao mundo do trabalho. A saúde foi pensada como assistência médica e nasceu vinculada à Previdência Social em 1923, através da Lei Eloi Chaves, que foi a primeira intervenção do Estado brasileiro para assegurar algum tipo de seguridade ou de seguro social ou de previdência social no Brasil.

No século XX, o sistema de saúde transitou do *sanitarismo campanhista* (início do século até 1965) para o modelo *médico-assistencial privatista*, até chegar ao final dos anos 1980, no modelo plural, hoje vigente, que inclui, como sistema público, o **SUS**.

Enquanto a economia brasileira, e em especial a paulista, esteve dominada por um modelo agro-exportador, assentado na monocultura cafeeira, o que se exigia do sistema de saúde era, sobretudo uma política de saneamento dos espaços de circulação das mercadorias exportáveis e a erradicação ou controle das doenças que poderiam prejudicar a exportação.

O *sanitarismo campanhista* tem, por trás de si, uma concepção de saúde fundamentada na teoria dos germes, que leva ao modelo explicativo monocausal, segundo o qual os problemas de saúde se explicam por uma relação linear entre agente e hospedeiro. Por isso pretendeu-se resolver os problemas de saúde – ou melhor, das doenças – mediante a interposição de barreiras que quebrassem esta relação agente/hospedeiro, para isso estruturando ações de combate à doença de massa.

O processo de industrialização acelerada que o Brasil vivenciou, especialmente a partir do governo Juscelino, determinou o deslocamento do pólo dinâmico da economia para os centros urbanos e gerou uma massa operária que deveria ser atendida, com outros objetivos, pelo sistema de saúde. O importante agora passou a ser o corpo do trabalhador, mantendo e restaurando sua capacidade produtiva.

Iniciou-se então um crescimento da atenção médica da Previdência Social que culminou na década de 1960, criando o modelo *médico-assistencial privatista*. Em 1966 criou-se o **INPS** (Instituto Nacional de Previdência Social), que consolidava este modelo cujas principais características foram:

a) extensão da cobertura previdenciária de forma a abranger a quase totalidade da população urbana e rural;

b) o privilegiamento da prática médica curativa, individual, assistencialista e especializada, em detrimento da saúde pública;

c) a criação, por meio da intervenção estatal, de um complexo médico-industrial;

d) o desenvolvimento de um padrão de organização da prática médica orientada para lucratividade do setor saúde, propiciando a capitalização da medicina e o privilegiamento do produtor privado destes serviços.

Em 1975 criou-se a Lei 6229/75 do **Sistema Nacional de Saúde**. Ela estabeleceu como responsabilidade do município: manter os serviços de saúde de interesse da população, especialmente o atendimento de pronto-socorro; manter a vigilância epidemiológica, elaborar planos de saúde em articulação com os planos estaduais e federais.

Em 1977 criou-se o Sistema Nacional da Previdência Social e, com ele, a organização símbolo do modelo médico, o **INAMPS**.

Este modelo compunha-se de três subsistemas:

i. *um subsistema estatal* exercido pelos três níveis (federal, estadual e municipal), em que se exercitava uma medicina simplificada destinada à cobertura nominal de populações sem vínculo empregatício e ao desenvolvimento de ações remanescentes do sanitarismo;

ii. *o subsistema privado* contratado e conveniado com a Previdência Social, que cobria os beneficiários daquela instituição. Este subsistema cresceu induzido por políticas públicas de terceirização da atenção médica que criaram um mercado cativo na área da Previdência Social e, muito secundariamente, pelo financiamento subsidiado por meio do FAS. De tal forma que, no período 1969/1984, os leitos privados em todo o país subiram de 74.543 para 348.255;

iii. um terceiro subsistema – que começava a delinear-se e a implementar-se, aproveitando os incentivos do convênio empresa – é o *subsistema de atenção médica supletiva* que buscava atrair a mão de obra qualificada das grandes empresas. Contudo, na década de 1970, este subsistema não chegou a atingir um número muito grande de beneficiários.

As mudanças econômicas e políticas que se deram a partir dos anos 1980 determinaram o esgotamento deste modelo e a sua substituição por outro modelo de atenção a saúde. Em março de 1986 ocorre um evento político-sanitário de grande importância, a VIII Conferência Nacional de Saúde, que determinou dois processos, um no Executivo, a implantação do Sistema Único Descentralizado de Saúde – **SUDS** (1987), modificado posteriormente pela Constituição de 1988 que criou o **SUS (Sistema Único de Saúde)**; o outro, no Congresso Nacional, a elaboração da nova Constituição Federal (1988).

O **SUS** avançou para a desconcentração estadualizada da saúde e da municipalização dos serviços. A nova Constituição definiu a saúde como resultante de políticas sociais e econômicas, como *direito de cidadania e dever do Estado*, como parte da seguridade social e cujas ações e serviços devem ser providos por um Sistema Único de Saúde, organizado segundo as seguintes diretrizes: *descentralização, mando único em cada esfera de governo, atendimento integral e participação comunitária*.

Com a criação do **SUS**, firmou-se um sistema plural de saúde, composto por três subsistemas: o *subsistema público – SUS*, o *subsistema de atenção médica supletiva* e o *subsistema de desembolso direto*.

A partir de agora é preciso estabelecer uma definição exata dos espaços sociais da saúde, definindo-os em três categorias: o estatal, o que pertence ao Estado; o privado, que é propriedade de agentes não-estatais, lucrativos ou não; e o público.

O *subsistema de desembolso direto*, em que os indivíduos e famílias pagam diretamente de seus bolsos os serviços, portanto, o campo da medicina liberal, nunca chegou a representar, mesmo nos períodos de economia mais exuberante, uma grande parcela da população. Este é o subsistema mais difícil de se avaliar quantitativamente. No ano de 1995 (dados da PNAD-1986) ele representou em valores aproximadamente US$ 2.000.000, o que significou 24,3% dos gastos privados em saúde (os restantes 75,7% foram gastos com o sistema de atenção médica supletiva).

O *subsistema de atenção médica supletiva* recebeu essa denominação em vista da terminologia consagrada pela Lei 8.080, de 19 de setembro de 1990 – Lei Orgânica da Saúde. Este diploma jurídico, ao se referir ao conjunto de serviços privados de assistência à saúde, fez menção específica, em seu art. 24 e seguintes, aos estabelecimentos de saúde que, devido à insuficiência dos serviços estatais, complementam a assistência médico-hospitalar dentro do Sistema Único de Saúde. Tal participação se faz mediante contrato ou convênio, sendo que as normas de atuação e os valores de remuneração são estabelecidos pelo Poder Público. Esse conjunto formado pelos estabelecimentos contratados e conveniados, que também é reconhecido como parte integrante do sistema público, passou a ser conhecido como subsistema ou setor privado complementar.

O setor privado de saúde é formado por consultórios, hospitais, clínicas e laboratórios que não possuem qualquer vínculo com o SUS no que concerne à prestação de serviços, ainda que estejam sob o poder regulamentar das autoridades sanitárias em cada esfera do governo no que tange às normas de funcionamento e sujeitas à sua fiscalização e a seu controle. Tais estabelecimentos prestam serviços à população mediante pagamento direto ou pagamento efetuado por empresas, cooperativas, instituições patronais ou mutualistas que intermedeiam a relação prestador-consumidor. Por força da existência do citado subsistema dito complementar, esse conjunto de empresas e de modalidades de intermediação da assistência médico-hospitalar passou a ser denominado de "subsistema suplementar", embora a sua importância cada dia maior não seja condizente com uma expressão que denota posição subalterna. É um sistema privado, composto por quatro modalidades assistenciais:

1. *Medicina de grupo*: foi a pioneira do segmento e sempre foi a forma dominante deste mercado. A maioria das empresas não oferece assistência em serviços próprios, contratando serviços de terceiros ou credenciando médicos, hospitais e serviços auxiliares de diagnóstico e de terapêutica. O segurado, seja ele um indivíduo, família ou empresa, vincula-se ao plano mediante pré-pagamento e tem direito à cobertura de serviços e de procedimentos médicos e auxiliares, previstos contratualmente, tanto na rede própria, quando há, como na rede conveniada. Alguns destes contratos mais onerosos prevêem o uso de serviços não-credenciados, com posterior ressarcimento ao contratante. Quando o contratante é uma pessoa jurídica, a adesão do empregado pode ser automática – quando os custos são integralmente de responsabilidade do empregador – ou opcional – se houver alguma forma de co-pagamento por parte do empregado. Nessa modalidade, os planos dentro de uma mesma empresa podem diferir quanto à cobertura, padrão de conforto, carências, valores *per capita* etc. em função do tamanho da empresa, da participação dos funcionários e do interesse do contratante.
   As empresas dessa modalidade congregam-se em torno da Associação Brasileira de Medicina de

Grupo (ABRAMGE), do Sindicato Nacional das Empresas de Medicina de Grupo (SINANMGE), e do Conselho Nacional de Auto-regulamentação das Empresas de Medicina de Grupo (CONAMGE). Esta modalidade contava, em 2003, com 790 operadoras, o que representava 46,9% do mercado; contando com um número de 12.350.874 contratos, o que significa 37,2% do total de contratados.

2. *Cooperativas médicas*: nessa modalidade, os médicos (cooperados) são simultaneamente sócios e prestadores de serviços, recebendo pagamento tanto pela sua produção individual, como mediante o rateio do lucro obtido pela cooperativa. Alguns trabalhos consideram as cooperativas como um subsetor da medicina de grupo, já que suas lógicas de funcionamento são muito semelhantes.
A Unimed, a mais representativa desse segmento, organiza-se por unidades municipais (chamadas singulares). Tais unidades têm ampla autonomia e vinculam-se às federações que, por sua vez, vinculam-se a uma confederação nacional. Conseguem, dessa forma, uma cobertura territorial bastante ampla, já que possuem mecanismos de compensação financeira entre as singulares. Segundo seus princípios básicos, todo atendimento deveria ser realizado em instalações de cooperados, porém, mais recentemente, algumas cooperativas têm credenciado profissionais e estabelecimentos e investido na aquisição, construção e arrendamento de hospitais. A Confederação da Unimed é a entidade de representação nacional. Em 2003 este segmento contava com 370 operadoras, que representava 22,0%, com um número de 9.057.672 contratos, 27,3% do total.

3. *Planos próprios de empresa* (administrado e autogestão): é a forma como as empresas administram programas de assistência à saúde para seus empregados – denominada autogestão – ou contratam terceiros para administrá-los – denominada

co-gestão ou planos de administração. A empresa promotora do programa estabelece as regras de funcionamento, decide o credenciamento dos médicos e dos hospitais e define as carências e as coberturas. Em alguns casos há previsão de "livre escolha", a exemplo do que ocorre com as medicinas de grupo, e cobertura para aposentados. É a modalidade dominante nas empresas estatais e órgãos da administração pública que, em muitos casos, criaram instituições privadas sem fins lucrativos para a gestão da assistência.

A forma de contribuição da patrocinadora e do funcionário varia grandemente, havendo desde empresas que assumem o custeio integral até situações em que os funcionários contribuem com parte expressiva da assistência, sob a forma de rateio e de co-participação.

As entidades representativas do setor eram, até 2002, a Associação Brasileira dos Serviços Assistenciais de Saúde Próprios de Empresas (ABRASPE) e o Comitê de Integração de Entidades Fechadas de Assistência à Saúde (CIEFAS). Desde novembro daquele ano foi oficializada a união das entidades e criada a União Nacional das Instituições de Autogestão em Saúde (UNIDAS).

Em 2003 havia 345 operadoras no setor de autogestão (20,5%), com 5.472.729 contratos, o que representava 16,5% do total; no setor de plano administrado o número de operadoras era de 38 (2,3% do total), com apenas 5.562 contratos (0,1%).

4. *Seguro saúde*: antes da existência de uma regulação do setor, as seguradoras atuavam por meio da intermediação financeira. Os gastos dos segurados em saúde seriam cobertos conforme os termos das apólices. Haveria assim um pré-pagamento por parte do segurado e um prêmio a ser pago pela seguradora quando da ocorrência de um sinistro, previsto na apólice. A legislação, entretanto, já autorizava às seguradoras a atuarem

por meio do credenciamento de prestadores e de convênios com empresas prestadoras de assistência à saúde, não havendo uma distinção clara entre seguro-saúde e medicina de grupo, no que concerne à prestação de serviços, embora houvesse diferença marcante no que tange às garantias financeiras, pois eram reguladas pela Superintendência de Seguros Privados – SUSEP e obedeciam às normas de funcionamento das seguradoras que atuam nos demais ramos do setor.

Com o advento da Lei 10.185, de 2001, estabeleceu-se que as seguradoras que atuam no ramo de saúde constituíssem estatuto social específico, com proibição de que atuassem em outras modalidades, e que se subordinassem à regulação da Agência Nacional de Saúde (ANS). A entidade que representa o setor é a Federação Nacional de Seguros Privados – FENASEG.

O número de operadoras para este segmento, em 2003, era de 14, representando 0,8% do total, com 4.992.007 contratos, o que representa 15,0% dos contratados.

No final da década de 1970 e início da de 1980, os planos de saúde consolidam sua presença no mercado como uma alternativa de assistência à saúde, mormente para os segmentos de trabalhadores mais especializados das regiões sul e sudeste. Dados da ABRAMGE e da federação das UNIMEDs à época estimavam em 15 milhões o número de beneficiários desses planos, que excluíam os beneficiários de planos próprios.

No final dos anos 1980 e início dos 1990, houve uma grande expansão do setor com o crescimento expressivo da comercialização de planos individuais – inclusive com a entrada dos bancos e seguradoras no mercado – e com a forte demanda de novos grupos de trabalhadores pela assistência médica supletiva – mormente setores do funcionalismo público.

Esse período marca, outrossim, a estreita vinculação e a dependência dos provedores privados de serviços de saúde, em maior ou menor grau, aos planos de saúde. Tal vinculação e dependência caracterizam-se pela praticamente inexistência de provedores estritamente privados, isto é, que não mantenham qualquer vínculo de credenciamento com a rede supletiva e pela presença de provedores que, a um só tempo, são credenciados de operadoras de planos de saúde e comercializam planos restritos, de acordo com a sua capacidade instalada.

Ainda na década de 1990, observa-se a entrada em vigor do Código de Defesa do Consumidor, pela criação e consolidação dos Serviços de Proteção ao Consumidor e pela atuação do Ministério Público na área de defesa das relações de consumo. Com isso, o setor de assistência supletiva à saúde passa a figurar como um dos principais alvos de reclamações por parte de consumidores, avoluma-se a quantidade de ações contra as empresas do setor e cresce a demanda social por uma regulamentação que propugnasse pelo lado mais fraco nessa relação.

Até a entrada em vigor da Lei 9.656, de 1998, e das medidas provisórias que foram sucessivamente alterando aquele diploma legal, as operadoras de planos de saúde atuavam em meio a um vazio legal. Nos contratos que regiam a relação entre empresas e usuários vigorava a mais completa falta de padronização e os abusos multiplicavam-se. Inexistiam critérios para a exclusão de procedimentos, para o estabelecimento de carências, para a fixação de reajustes das mensalidades, para a definição das doenças preexistentes, para a fiscalização e para as garantias de atendimento das necessidades dos usuários.

Ao cidadão que se considerasse lesado na relação com sua respectiva operadora só restavam a reclamação judicial, com base no Código de Defesa do Consumidor, ou a apresentação de queixas aos órgãos de defesa do Consumidor, ou a apresentação de queixas aos órgãos de Defesa do Consumidor para tentar um acordo extrajudicial. As queixas se multiplicavam aos milhares e, embora os PROCONs e quejandos tenham sempre atuado de forma diligente, nem sempre a questão era solucionada, pois muitas vezes a empresa simplesmente encerrava suas atividades sem garantir ao usuário a sucessão da cobertura por outra operadora.

Este subsistema da saúde suplementar cresceu vertiginosamente a partir da segunda metade da década de 1980, chegando a atingir cerca de 35% a 40% da população da capital. Pelos dados fornecidos na CPI dos Planos de Saúde, no ano de 2003, apenas 21% da população, em nível nacional, têm cobertura por alguma das formas do sistema suplementar. Em estudo recente, feito no Instituto de Saúde da SSPESP, na região metropolitana de São Paulo, que abrange 39 municípios e concentra 10% da população brasileira e 18% do PIB nacional, 44,2% da população é beneficiária de planos de saúde. Mesmo neste pequeno território observaram-se desigualdades gritantes de cobertura entre os municípios que o compõem, variando de 38,6% em Osasco a 71,5% em Santo André, sendo tão pouco expressiva em Franco da Rocha que não foi possível apreendê-la na amostra.

Finalmente, na base, *o subsistema público, SUS*, ao qual compete atender a grande maioria da população e que se compõe dos serviços estatais diretamente prestados por União, Estados e Municípios e dos privados que, de alguma forma, estão pactuados com o Estado, seja por convênios, seja por contratos, recebendo recursos estatais pela prestação de serviços. A parcela de população dependente deste subsistema nunca foi menor, em nível nacional, do que 50%, variando muito de região para região.

A falta de uma regulamentação e o não-exercício de atribuições constitucionais por parte do Estado na organização, controle e avaliação das empresas do setor suplementar de assistência à saúde levou o Poder Legislativo a aprovar a Lei 9.9661, em 28 de janeiro de 2000, que "cria a Agência Nacional de Saúde Suplementar – ANS e dá outras providências". A ANS foi, assim, criada como uma autarquia sob regime especial e contando com autonomia financeira, administrativa, de patrimônio e de recursos humanos. Encontra-se subordinada às diretrizes do Conselho de Saúde

Suplementar — CONSU — e mantém um Contrato de Gestão firmado com o Ministério da Saúde.

A Agência tem por finalidade institucional promover a defesa do interesse público na assistência suplementar à saúde, regular as operadoras setoriais, inclusive quanto às suas relações com prestadores e consumidores e contribuir para o desenvolvimento das ações de saúde no país. Para baixar normas para o setor, a ANS lança mão de resoluções de diretoria colegiada: resoluções normativas; instruções normativas e resoluções operacionais.

Dentre os principais campos de atuação e atividades objetos de normas pela ANS, destacam-se: coberturas assistenciais e condições de acesso (plano referência; rol de procedimentos médicos, odontológicos e de alta complexidade); ingresso, operação e saída de operadoras (segmentação das operadoras, plano de contas padrão, sistemas de garantia e provisões técnicas, exigências para administradores de operadoras, médico responsável para fluxo de informações de saúde; sistema de informações sobre produtos, regimes especiais, transferência de carteira, transferência de controle acionário e societário; reajuste de preços (reajuste de preços dos contratos individuais/familiares; revisão técnica); fiscalização (fiscalização programada; termo de compromisso de ajuste de conduta; multas e penalidades).

Destaca-se que a ANS foi criada por uma lei que, em vários de seus dispositivos, reporta-se a uma outra lei que ainda seria, por mais de um ano, alterada por sucessivas Medidas Provisórias e que, até hoje, permanece sem uma deliberação definitiva por parte do Legislativo.

Entendendo a Norma Operacional de Assistência à Saúde – NOAS-SUS 01 – 2001/2

Luiz Antonio Nunes
Gilberto T. Natalini

Médico, vereador da Câmara Municipal de São Paulo, ex-secretário da Secretária Municipal de Participação e Parceria.

OBJETIVOS

A Norma Operacional de Assistência à Saúde – NOAS-SUS 01 - 2001 – tem o objetivo de dar continuidade ao processo de descentralização e organização do SUS, que já havia sido aperfeiçoado e ordenado pela Norma Operacional Básica (NOB) 96.

A NOAS–SUS 01 – 2001/2 se constitui em um instrumento:
- que amplia as responsabilidades dos municípios na atenção básica;
- define o processo de regionalização da assistência;
- cria mecanismos para fortalecimento da gestão do SUS; e
- procede a atualização dos critérios de habilitação de estados e municípios.

Nesta norma operacional procura-se atualizar a regulamentação da assistência, incorporando-se os resultados dos avanços obtidos desde a implantação do SUS e colocando-se em enfoque especial os desafios que devem ser superados no processo permanente de consolidação e aprimoramento do Sistema Único de Saúde.

Neste novo instrumento:
1. reconhece-se a importância da regionalização como estratégia para a reorganização da

assistência à saúde, visando ao acesso a todos os níveis de atenção à saúde;

2. amplia-se a atenção básica;
3. procura-se garantir a referência aos demais níveis de atenção;
4. propõe-se a organização de sistemas de saúde funcionais, não necessariamente confinados aos territórios municipais.

DEFINIÇÃO DE RESPONSABILIDADES E INSTRUMENTOS OPERACIONAIS

A NOAS define as responsabilidades de cada nível de governo na gestão do SUS e ressalta a importância da articulação permanente entre os diversos gestores como um dos principais elementos para a melhoria do desempenho do sistema. Nesse sentido, torna-se necessário elaborar os seguintes instrumentos que contribuam para a consolidação e implementação dessas práticas:

1. *Agenda de Saúde* é um dos instrumentos de planejamento e tem um caráter descendente. A partir da Agenda Nacional serão elaboradas as agendas estaduais e municipais. A agenda é um elenco de prioridades e deve estar em consonância com o plano, independente de qual será elaborado primeiro.
2. *Plano de Saúde* é o principal instrumento de planejamento de saúde, o qual independentemente da metodologia utilizada para a sua elaboração, deve conter um diagnóstico da realidade local baseado em indicadores de saúde. A partir deste diagnóstico, devem-se definir as prioridades, metas e ações a serem realizadas para atingir estas metas. O plano de saúde tem um caráter ascendente, ou seja, os planos estaduais são elaborados a partir dos planos regionais e municipais. Os planos de saúde devem ser submetidos na íntegra aos conselhos de saúde.

3. *Plano Diretor de Regionalização (PDR)* é onde deve estar definida a organização da assistência com suas referências, isto é, quais são os municípios com atenção básica ampliada e seu respectivo município sede, os módulos de saúde, as microrregiões e os municípios pólo. Deve estar contido no plano regional de saúde.
4. *Plano Diretor de Investimentos (PDI)* é um levantamento de necessidades para organizar a assistência de acordo com o plano de regionalização, especificando os investimentos para o município assumir PABA e/ou sede de módulo.
5. *Programação Pactuada e Integrada (PPI)* é a quantificação e o aprofundamento das ações descritas no plano, partindo-se de parâmetros de necessidades de uma população. Além da PPI da assistência temos a PPI da epidemiologia e controle de doenças.
6. *Relatório de Gestão* é a correlação entre metas, resultados e aplicação de recursos. Este relatório deve ser embasado em indicadores de saúde.

CAPÍTULOS e ANEXOS

O conjunto de estratégias apresentadas nesta norma é distribuído em quatro capítulos e cinco anexos.

CAPÍTULO I
REGIONALIZAÇÃO

I 1 – Plano Diretor de Regionalização

I.2 – Da Ampliação do Acesso e da Qualidade da ATENÇÃO BÁSICA

I.3 – Da Qualificação das MICRORREGIÕES na Assistência à Saúde

I.4 – Da Organização dos Serviços de MÉDIA COMPLEXIDADE

I.5 – Da Política de Atenção de ALTA COMPLEXIDADE/ALTO CUSTO NO SUS.

CAPÍTULO II
FORTALECIMENTO DA CAPACIDADE DE GESTÃO NO SUS

II.1 – Do Processo de Programação da Assistência.
II.2 – Das Responsabilidades de cada nível de governo na garantia de Acesso da População Referenciada.
II.3 – Do Processo de Controle, Avaliação e Regulação da Assistência
II.4 – Dos Hospitais Públicos sob Gestão de outro nível de Governo.

CAPÍTULO III
CRITÉRIOS DE HABILITAÇÃO E DESABILITAÇÃO DE MUNICÍPIOS E ESTADOS

III.1 – Das Condições de Habilitação de MUNICÍPIOS E ESTADOS
III.1.1 – Do Processo de Habilitação dos MUNICÍPIOS
III.1.2 – Do Processo de Habilitação dos ESTADOS
III.2 – Da Desabilitação
III.2.1 – Da Desabilitação dos MUNICÍPIOS
III.2.2 – Da Desabilitação dos ESTADOS

CAPITULO IV
DISPOSIÇÕES TRANSITÓRIAS

ANEXO 1 – RESPONSABILIDADES E AÇÕES ESTRATÉGICAS MÍNIMAS DE ATENÇÃO BÁSICA

ANEXO 2 – ELENCO DE PROCEDIMENTOS A SEREM ACRESCENTADOS AOS DA RELAÇÃO ATUAL DE ATENÇÃO BÁSICA, FINANCIADOS PELO PAB

ANEXO 3 A – ELENCO MÍNIMO DE PROCEDIMENTOS DA MÉDIA COMPLEXIDADE AMBULATORIAL, A SER OFERTADO NOS MUNICÍPIOS-SEDE DE MÓDULOS ASSISTENCIAIS

ANEXO 3 B – SERVIÇOS DE INTERNAÇÃO HOSPITALAR QUE DEVEM OBRIGATORIAMENTE ESTAR DISPONÍVEIS EM MUNICÍPIOS-SEDE DE MÓDULOS ASSISTENCIAIS.

ANEXO 4 – TERMO DE COMPROMISSO PARA GARANTIA DE ACESSO DA POPULAÇÃO REFERENCIADA POR OUTROS MUNICÍPIOS AOS SERVIÇOS DE SAÚDE.

ANEXO 5 – TERMO DE COMPROMISSO PARA GARANTIA DE ACESSO VISANDO À FORMALIZAÇÃO DE CONTRATAÇÕES DE SERVIÇOS DE SAÚDE OFERTADOS.

CAPÍTULO I
REGIONALIZAÇÃO

I.1- PLANO DIRETOR DE REGIONALIZAÇÃO

O Plano Diretor de Regionalização é instituído como instrumento de ordenamento do processo de regionalização da assistência em cada estado e no Distrito Federal, baseando-se na definição das prioridades de intervenção coerentes com as necessidades de saúde da população e garantia de acesso dos cidadãos a todos os níveis de atenção.

Na sua elaboração, deve-se buscar garantir:

- acesso às ATENÇÕES BÁSICAS o mais próximo possível da residência;
- acesso UNIVERSAL a todos os serviços necessários à resolução de seus problemas de saúde, em qualquer nível de atenção, diretamente ou mediante o estabelecimento de compromissos entre gestores para o atendimento de referências intermunicipais; e
- o compromisso dos municípios assumirem as ações e serviços que dêem prioridade a:
  - *assistência pré-natal, parto e puerpério;*
  - *acompanhamento do crescimento e desenvolvimento infantil;*
  - *cobertura universal do esquema preconizado pelo programa nacional de imunizações, para todas as faixas etárias;*
  - *ações de promoção da saúde e prevenção de doenças;*
  - *atendimento das intercorrências mais comuns na infância;*

- *atendimento de afecções agudas de maior incidência;*
- *acompanhamento de pessoas com doenças crônicas de alta prevalência;*
- *tratamento clínico e cirúrgico de casos de pequenas urgências ambulatoriais;*
- *tratamento de distúrbios mentais e psicossociais mais freqüentes;*
- *controle das doenças bucais mais comuns;*
- *suprimento/dispensação dos medicamentos da farmácia básica.*

DEFINIÇÃO DE CONCEITOS-CHAVE:

REGIÃO DE SAÚDE

É a base territorial de planejamento da atenção à saúde, não necessariamente coincidente com a divisão administrativa do estado, a ser definida pela Secretaria de Estado da Saúde, de acordo com as especificidades e estratégias de regionalização da saúde em cada estado, considerando-se as características demográficas, socioeconômicas, geográficas, sanitárias, epidemiológicas, oferta de serviços, relações entre municípios. Por sua vez, a menor base territorial de planejamento regionalizado, seja uma região seja uma microrregião de saúde pode compreender um ou mais módulos assistenciais.

MÓDULO ASSISTENCIAL

Constitui-se de um módulo territorial com resolubilidade correspondente ao primeiro nível de referência – que está definida no Anexo 3.A – constituído por um ou mais municípios, com área de abrangência mínima a ser estabelecida para cada unidade da Federação, com as seguintes características:

A) conjunto de municípios, entre os quais há um município-sede, habilitado em gestão plena do sistema municipal (GPSM) com capacidade de ofertar a totalidade dos serviços definidos no Anexo 3, com suficiência para sua população e para a população dos outros municípios a ele adscritos;

B) um município em gestão plena do sistema municipal, com capacidade de ofertar com suficiência a totalidade daqueles serviços para sua própria população, quando não necessitar desempenhar o papel de referência para outros municípios.

MUNICÍPIO-SEDE DO MÓDULO

Município existente em um módulo assistencial que apresente a capacidade de ofertar a totalidade dos serviços do Anexo 3A, correspondente ao primeiro nível de referência intermunicipal, com suficiência, para a sua população e para a população de outros municípios a ele adscritos.

MUNICÍPIO-PÓLO DE UMA REGIÃO OU MICRORREGIÃO

É aquele que, de acordo com a definição da estratégia da regionalização de cada estado, apresente papel de referência para outros municípios, em qualquer nível de atenção. Para definição desses níveis de complexidade é fundamental que se reconheçam os recursos assistenciais já existentes, as perspectivas de implementação de serviços e as características geográficas e populacionais.

UNIDADE TERRITORIAL DE QUALIFICAÇÃO NA ASSISTÊNCIA À SAÚDE

Representa a base territorial mínima a ser submetida à aprovação do Ministério da Saúde e Comissão Intergestores Tripartite (CIT) para qualificação na Assistência à Saúde, que deve ser a menor base territorial de planejamento regionalizado de cada unidade da Federação acima do módulo assistencial, seja uma microrregião de saúde ou uma região de saúde. Esta definição deve ser feita no âmbito estadual.

I.2- DA AMPLIAÇÃO DO ACESSO E DA QUALIDADE DA ATENÇÃO BÁSICA

É instituída a *GESTÃO PLENA DA ATENÇÃO BÁSICA AMPLIADA (GPABA).*

São definidas como áreas de atuação estratégicas mínimas para habilitação na GPABA:

- Controle da tuberculose;
- Eliminação da hanseníase;
- Controle da hipertensão arterial;
- Controle da *diabetes mellitus*;
- Saúde da criança;
- Saúde da mulher;
- Saúde bucal.

Estas ações devem ser assumidas por todos os municípios brasileiros, de acordo com seu perfil epidemiológico.

O conjunto de procedimentos assistenciais que compõem as ações de Atenção Básica Ampliada é compreendido por aqueles atualmente cobertos pelo Piso de Atenção Básica – PAB, acrescidos dos procedimentos relacionados no Anexo 2.

Fica criado o *PAB-AMPLIADO* e os municípios já habilitados nas condições de gestão da NOB 01/96 estarão aptos a receber o PAB-Ampliado, após avaliação das Secretarias de Estado da Saúde, aprovação pela CIB, e homologação da CIT, em relação aos seguintes aspectos:

a) Plano Municipal de Saúde;

b) Alimentação regular dos Bancos de Dados Nacionais do SUS;

c) Desempenho dos indicadores de avaliação da ATENÇÃO BÁSICA no ano anterior;

d) Estabelecimento do pacto de melhora dos indicadores de ATENÇÃO BÁSICA no ano subseqüente; e

e) Capacidade de assumir as responsabilidades mínimas definidas atrás.

I.3 – DA QUALIFICAÇÃO DAS MICRORREGIÕES NA ASSISTÊNCIA À SAÚDE

É definido um conjunto mínimo de procedimentos de Média Complexidade, compreendendo as atividades ambulatoriais, de apoio diagnóstico e terapêutico e de internação hospitalar, definidos no Anexo 3 desta norma. O acesso a eles estaria garantido a toda a população no âmbito microrregional, ofertados em um ou mais módulos assistenciais. O financiamento das ações ambulatoriais tem o seu valor definido em portaria específica e se fará de acordo com a Programação Pactuada Integrada (PPI), respeitado o Teto Financeiro da Assistência (TFA) de cada unidade da Federação.

A qualificação de cada microrregião, no âmbito da assistência à saúde, estará condicionada a:

a) apresentação pelo gestor estadual do Plano Diretor de Regionalização do Estado, aprovado na CIB e Conselho Estadual de Saúde incluindo o desenho de todas as microrregiões;

b) apresentação, para cada microrregião, a ser qualificada, de:

    i. municípios que compõem a microrregião;

    ii. definição de módulos assistenciais existentes, com explicitação de sua área de abrangência e do município-sede de cada módulo; e

    iii. vinculação de toda a população de cada município da microrregião a um único município-sede de módulo assistencial;

c) habilitação do(s) município(s) – sede de módulo assistencial em gestão plena do sistema municipal e de todos os demais municípios da microrregião na condição de gestão plena da atenção básica ampliada;

d) comprovação da PPI implantada;

e) apresentação do Termo de Compromisso para garantia de acesso.

I.4- DA ORGANIZAÇÃO DOS SERVIÇOS DE MÉDIA COMPLEXIDADE

A atenção de média complexidade – MC – compreende um conjunto de ações, serviços ambulatoriais e hospitalares que visa atender aos problemas de saúde da população, cuja prática clínica demande a disponibilidade de profissionais especializados e a utilização de recursos tecnológicos de apoio diagnóstico e terapêutico, que não justifique a sua oferta em todos os municípios do país.

Excetuando as ações mínimas de média complexidade definidas no Anexo 3A e que devem ser garantidas em âmbito microrregional, as demais ações assistenciais de média complexidade, tanto ambulatoriais como hospitalares, podem ser garantidas no âmbito microrregional, regional ou mesmo estadual, de acordo com o tipo de serviço, a disponibilidade tecnológica, as características do estado e a definição no Plano Diretor de Regionalização do Estado.

Cabe ao gestor estadual a adoção de critérios para a organização regionalizada destas ações de média complexidade, levando em consideração:

- necessidade de qualificação e especialização dos profissionais para o desenvolvimento das ações;
- correspondência entre a prática clínica e capacidade resolutiva diagnóstica e terapêutica;
- complexidade e custo dos equipamentos;
- abrangência recomendável para cada tipo de serviço;
- métodos e técnicas requeridos para a realização das ações.

A programação destas ações ambulatoriais de média complexidade deve compreender:

- identificação das necessidades de saúde da população;
- definição de prioridades;
- aplicação de parâmetros físicos e financeiros definidos pelas secretarias estaduais de saúde para os diferentes grupos de ações assistenciais — respeitados os limites financeiros estaduais; e
- estabelecimento de fluxos de referência entre municípios.

Admite-se para estas ações de média complexidade, quando os serviços estiverem dispersos por vários municípios, que um mesmo município encaminhe referências para mais de um pólo de média complexidade, dependendo da disponibilidade de oferta, condições de acesso e fluxos estabelecidos na PPI.

I.5- DA POLÍTICA DE ATENÇÃO DE ALTA COMPLEXIDADE/ CUSTO NO SUS

A responsabilidade do Ministério da Saúde sobre a política de alta complexidade/custo traduz-se:
- na definição de normas nacionais;
- no controle do cadastro nacional de prestadores de serviço;
- na vistoria de serviços, quando lhe couber, de acordo com as normas de cadastramento estabelecidas pelo próprio ministério da saúde;
- na definição de incorporação dos procedimentos a serem ofertados à população pelo SUS;
- na definição do elenco de procedimentos de alta complexidade;
- no estabelecimento de estratégias que possibilitem o acesso mais equânime, diminuindo as diferenças regionais na alocação dos serviços;
- na definição de mecanismos de garantia de acesso para as referências interestaduais;
- na busca de mecanismos voltados à melhora da qualidade dos serviços prestados; e
- no financiamento das ações.

A garantia de acesso aos procedimentos de alta complexidade é de responsabilidade solidária entre o Ministério da Saúde e as Secretarias de Estado da Saúde e do Distrito Federal.

O gestor estadual é o responsável pela gestão da política de alta complexidade/custo no âmbito do estado e são suas funções:
- a definição da alocação de recursos orçamentários do TFA do estado para cada área de alta complexidade;
- a definição de prioridades de investimentos para garantir o acesso da população a serviços de boa qualidade;
- a delimitação da área de abrangência dos serviços de alta complexidade;
- a coordenação do processo de garantia de acesso para a população de referência entre municípios;

- a definição de limites financeiros para a alta complexidade com explicitação da parcela correspondente ao atendimento da população do município;
- a condução dos remanejamentos necessários na programação da alta complexidade;
- os processos de vistoria para inclusão de novos serviços;
- a implementação de mecanismos de regulação da assistência em alta complexidade (centrais de regulação, implementação de protocolos clínicos, entre outros), podendo delegar aos municípios a operação desses mecanismos;
- o controle e a avaliação do sistema, quanto a sua resolubilidade e acessibilidade;
- a otimização da oferta de serviços, tendo em vista a otimização dos recursos disponíveis, a garantia de economia de escala e melhor qualidade.

Os municípios que tiverem em seu território serviços de alta complexidade/custo, quando habilitados em gestão plena do sistema municipal, deverão desempenhar as funções referentes à organização dos serviços de alta complexidade em seu território, visando assegurar o comando único sobre os prestadores, destacando-se:

- a programação das metas físicas e financeiras dos prestadores de serviços, garantindo a possibilidade de acesso para a sua população e para a população referenciada;
- realização de vistorias no que lhe couber;
- condução do processo de contratação;
- autorização para realização dos procedimentos e a efetivação dos pagamentos (créditos bancários);
- definição de fluxos e rotinas intermunicipais compatíveis com as estaduais;
- controle, avaliação e auditoria de serviços.

Nos municípios habilitados em Gestão Plena da Atenção Básica/GPAB ou Gestão Plena da Atenção Básica Ampliada/GPABA que tenham serviços de alta complexidade em seu território, as funções de gestão e relacionamento com os prestadores da alta complexidade, são de responsabilidade do gestor estadual, podendo esse delegar tais funções aos gestores municipais.

Os procedimentos ambulatoriais e hospitalares que compõem a atenção de alta complexidade/custo são aqueles definidos na portaria SAS Nº 96 de 27/março de 2000.

O financiamento da alta complexidade se dará de duas formas:

a- parte das ações será financiada com recursos do TFA das unidades da federação;

b- parte das ações será financiada com recursos oriundos do fundo de ações estratégicas e compensação FAEC, ou de outros mecanismos que venha a substituí-lo com a mesma finalidade e que será gerenciado pelo Ministério da Saúde.

O Ministério da Saúde definirá os valores destes recursos.

CAPÍTULO II
FORTALECIMENTO DA CAPACIDADE DE GESTÃO NO SUS

II.1 – DO PROCESSO DE PROGRAMAÇÃO DA ASSISTÊNCIA

Cabe ao Ministério da Saúde a coordenação do processo de programação da assistência à saúde em âmbito nacional.

As unidades da federação deverão encaminhar ao Ministério da Saúde uma versão consolidada da Programação Pactuada e Integrada (PPI).

Cabe à Secretaria Estadual de Saúde a coordenação da PPI no âmbito do estado, por meio do estabelecimento de processos e métodos que assegurem:

a – que as diretrizes, objetivos e prioridades da política estadual da saúde e os parâmetros de programação, em sintonia com a agenda de compromissos e metas, sejam discutidos com os gestores municipais, aprovados pelos conselhos estaduais e implementados em fóruns regionais e/ou microrregionais de negociação entre gestores;

b – a alocação de recursos centrada em uma lógica de atendimento às reais necessidades da população e jamais orientadas pelas necessidades dos prestadores de serviços;

c - a operacionalização do Plano Diretor de Regionalização e de estratégias de regulação do sistema, mediante a adequação dos critérios e instrumentos de pactuação e alocação dos recursos assistenciais e a adoção de mecanismos que visem regular a oferta e a demanda de serviços, organizar os fluxos e garantir o acesso às referências;

d – a explicitação do modelo de gestão com a definição das responsabilidades sobre as diversas qualidades assistenciais de forma coerente com as condições de habilitação e qualificação.

A PPI, aprovada pela Comissão Intergestores Bipartite, deverá nortear a alocação de recursos federais da assistência entre municípios pelo gestor estadual, resultando na definição de limites financeiros claros para todos os municípios do estado, independentemente de sua condição de habilitação.

É definido o *LIMITE FINANCEIRO DA ASSISTÊNCIA POR MUNICÍPIO* como o limite máximo de recursos federais que poderá ser gasto com o conjunto de serviços existentes em cada território municipal, sendo composto por duas parcelas separadas:

1. recursos destinados ao atendimento da população própria; e
2. recursos destinados ao atendimento da população referenciada de acordo com as negociações expressas na PPI.

Os limites financeiros da assistência por município devem ser definidos globalmente em cada estado a partir da aplicação de critérios e parâmetros da programação ambulatorial e hospitalar, respeitado o limite financeiro estadual, bem como da definição de referências intermunicipais na PPI. Dessa forma, o limite financeiro por município deve ser gerado pela programação para o atendimento da própria população, deduzida da necessidade de encaminhamento para outros municípios e acrescida da programação para atendimento de referências recebidas de outros municípios.

II.2 – DAS RESPONSABILIDADES DE CADA NÍVEL DE GOVERNO NA GARANTIA DE ACESSO DA POPULAÇÃO REFERENCIADA

O Ministério da Saúde assume, de forma solidária com as Secretarias de Estado da Saúde e do Distrito Federal, a responsabilidade pelo atendimento a pacientes referenciados entre estados.

A garantia de acesso da população aos serviços não disponíveis em seu município de residência é de responsabilidade do gestor estadual, de forma solidária com os municípios de referência, observados os limites financeiros, devendo o mesmo organizar o sistema de referência utilizando mecanismos e instrumentos necessários e compatíveis com a condição de gestão do município onde os serviços estiverem localizados.

II.3 – DO PROCESSO DE CONTROLE, AVALIAÇÃO E REGULAÇÃO DA ASSISTÊNCIA

As funções de controle e avaliação devem ser coerentes com os processos de planejamento, programação e alocação de recursos em saúde tendo em vista sua importância para a revisão de prioridades e diretrizes, contribuindo para o alcance de melhores resultados em termos de impacto na saúde da população.

As funções de controle e avaliação devem-se ater principalmente nas seguintes dimensões:

A - avaliação da organização do sistema e do modelo de gestão;
B - relação com os prestadores de serviços;
C - qualidade da assistência e satisfação dos usuários;
D - resultados e impacto sobre a saúde da população.

Todos os níveis de governo devem avaliar o funcionamento do sistema de saúde, no que diz respeito ao desempenho nos processos de gestão, formas de organização e modelo de atenção, tendo como eixo orientador a promoção da eqüidade no acesso e na alocação dos recursos, e como instrumento básico para o acompanhamento e avaliação dos sistemas de saúde o *RELATÓRIO DE GESTÃO.*

O controle e a avaliação dos prestadores de serviços, a ser exercido pelo gestor do SUS responsável, de acordo com a condição de habilitação e o modelo de gestão adotado, compreende:

i) conhecimento global dos estabelecimentos de saúde localizados em seu território;

ii) o cadastramento de serviços;

iii) a condução de processos de compra; e

iv) a contratualização de serviços de acordo com as necessidades identificadas e regras legais, o acompanhamento do faturamento, quantidade e qualidade dos serviços prestados, entre outras atribuições.

Aos gestores cabe ainda estabelecer mecanismos de avaliação da qualidade da atenção, através de indicadores objetivos, e a regulação e programação da oferta de serviços e do acesso a eles, através da implantação de complexos reguladores.

II.4 – DOS HOSPITAIS PÚBLICOS SOB GESTÃO DE OUTRO NÍVEL DE GOVERNO

Esta NOAS define que unidades hospitalares públicas sob gerência de um nível de governo e sob gestão de outro, habilitado em gestão plena do sistema, preferencialmente deixem de ser remunerados por produção de serviços e passem a receber recursos correspondentes à realização de metas estabelecidas de comum acordo.

É aprovado, no Anexo 5, um modelo contendo cláusulas mínimas do termo de compromisso a ser firmado entre as partes envolvidas, com o objetivo de regular a contratualização dos serviços oferecidos e a forma de pagamento das unidades hospitalares.

CAPÍTULO III
CRITÉRIOS DE HABILITAÇÃO E DESABILITAÇÃO DE MUNICÍPIOS E ESTADOS

III.1 - DAS CONDIÇÕES DE HABILITAÇÃO DE MUNI-CÍPIOS E ESTADOS

III.1.1 – DO PROCESSO DE HABILITAÇÃO DOS MUNI-CÍPIOS

A presente norma atualiza as condições de gestão estabelecidas na NOB96, explicitando as responsabilidades, os requisitos relativos às modalidades de gestão e às prerrogativas dos gestores estaduais e municipais.

A partir desta norma os municípios poderão habilitar-se em duas condições:
– gestão plena da atenção básica ampliada; e
– gestão plena do sistema municipal.

Todos os municípios que vierem a ser habilitados em gestão plena do sistema municipal estarão também habilitados em gestão plena da atenção básica ampliada.

Nos municípios não habilitados a gestão será exercida pela SES.

HABILITAÇÃO À GESTÃO PLENA DA ATENÇÃO BÁSICA AMPLIADA

Para que ocorra a habilitação à gestão plena da atenção básica ampliada, o município deve assumir as responsabilidades, cumprir os requisitos e gozar das seguintes prerrogativas:

RESPONSABILIDADES
a) Elaboração do plano municipal de saúde, a ser submetido à aprovação do conselho municipal de saúde, que deve contemplar a agenda de compromissos municipal harmonizada com as agendas nacional e estadual, a integração e a articulação do município na rede estadual e respectivas responsabilidades na PPI do estado, incluindo o detalhamento da programação de

ações e serviços que compõem o sistema municipal, bem como o quadro de metas, mediante o qual será efetuado o acompanhamento dos relatórios de gestão.

b) Gerência de unidades ambulatoriais próprias.

c) Gerência de unidades ambulatoriais transferidas pelo estado ou pela União.

d) Organização da rede de atenção básica, incluindo a gestão de prestadores privados, caso haja neste nível de atenção.

e) Cumprimento das responsabilidades descritas atrás.

f) Disponibilização, em qualidade e quantidade suficientes para a sua população dos serviços descritos atrás.

g) Desenvolvimento do cadastro nacional dos usuários – cartão nacional de saúde.

h) Prestação dos serviços relacionados aos procedimentos cobertos pelo PAB ampliado.

i) Realização do cadastro, contratação, controle, avaliação, auditoria e pagamento aos prestadores dos serviços contidos no PABA.

j) Operação do SIA/SUS e do SIAB, quando aplicável, conforme normas do ministério da saúde, e alimentação junto à Secretaria da Saúde, dos bancos de dados nacionais.

k) Autorização, desde que não haja definição contrária da CIB, das internações hospitalares e dos procedimentos ambulatoriais especializados, realizados no município, que continuam sendo pagos por produção de serviços.

l) Manutenção do cadastro atualizado das unidades assistenciais sob sua gestão, segundo normas do MS.

m) Realização de avaliação permanente do impacto das ações do sistema sobre as condições de saúde dos seus munícipios e sobre o seu meio ambiente, incluindo pacto de indicadores da atenção básica.

n) Execução das ações básicas de vigilância sanitária, de acordo com a legislação em vigor e a normatização da Anvisa.

o) Execução das ações básicas de epidemiologia, de controle das doenças e de ocorrências mórbidas, decorrentes de causas externas, como acidentes, violências e outras, de acordo com normatização vigente.

p) Elaboração do relatório anual de gestão e aprovação pelo CMS.

REQUISITOS

a) Comprovar o funcionamento do CMS.

b) Comprovar a operação do Fundo Municipal de Saúde.

c) Apresentar o plano municipal de saúde do período em curso, aprovado pelo CMS, contendo a programação física e financeira dos recursos assistenciais destinados ao município.

d) Comprovar a disponibilidade dos serviços, com qualidade e quantidade suficientes, em seu território, para executar todo o elenco de procedimentos listados atrás.

e) Comprovar a capacidade técnica e administrativa e condições materiais para o exercício de suas responsabilidades e prerrogativas.

f) Comprovar, por meio da alimentação do sistema de informações sobre orçamentos públicos/SIOPS, a dotação orçamentária do ano e o dispêndio realizado no ano anterior.

g) Dispor de médico(s) formalmente designado(s) pelo gestor como responsável(is) pela autorização prévia, controle, avaliação e auditoria dos procedimentos e serviços realizados, em número adequado.

h) Comprovar a capacidade para o desenvolvimento de ações de vigilância sanitária.

i) Comprovar a capacidade para o desenvolvimento de ações de vigilância epidemiológica.

j) Comprovar a disponibilidade de estrutura de recursos humanos para supervisão e auditoria da rede de unidades, dos profissionais e dos serviços realizados.

k) Submeter-se à avaliação pela SES em relação à capacidade de oferecer todo o elenco de procedimentos básicos ampliados e ao estabelecimento do pacto de atenção básica.
l) Formalizar, junto ao gestor estadual, com vistas a CIB, após aprovação pelo CMS, o pleito de habilitação.

PRERROGATIVAS
a) Transferência regular e automática dos recursos referentes ao piso de atenção básica ampliado – PABA, correspondente ao financiamento do elenco de procedimentos básicos e do incentivo de vigilância sanitária.
b) Transferência regular e automática dos recursos referentes ao PAB variável, desde que qualificado conforme as normas vigentes.

HABILITAÇÃO À GESTÃO PLENA DO SISTEMA MUNICIPAL

Os municípios, para se habilitarem à gestão plena do sistema municipal, deverão assumir as responsabilidades, cumprir os requisitos e gozar das prerrogativas definidas a seguir:

RESPONSABILIDADES
a) Elaboração do plano municipal de saúde, a ser submetido à aprovação do CMS, que deve contemplar a agenda de compromissos municipal harmonizada com as agendas nacional e estadual, a integração e articulação do município na rede estadual e respectivas responsabilidades na PPI do estado, incluindo detalhamento da programação de ações e serviços que compõem o sistema municipal, bem como o quadro de metas, mediante o qual será efetuado o acompanhamento dos relatórios de gestão.
b) Gerência de unidades próprias, ambulatoriais e hospitalares.

c) Gerência de unidades assistenciais transferidas pelo estado e pela União.

d) Gestão de todo o sistema municipal, incluindo a gestão sobre os prestadores de serviços de saúde vinculados ao SUS.

e) Desenvolvimento do cadastramento nacional de usuários do SUS – Cartão Nacional de Saúde.

f) Garantia de atendimento em seu território para sua população e para a população referenciada por outros municípios.

g) Integração dos serviços existentes no município às centrais de regulação ambulatoriais e hospitalares.

h) Cadastro, contratação, controle, avaliação, auditoria e pagamento aos prestadores de serviços ambulatoriais e hospitalares localizados em seu território e vinculados ao SUS.

i) Operação do SIH e do SIA/SUS, conforme normas do MS, e alimentação, junto a SES, dos bancos de dados de interesse nacional e estadual.

j) Manutenção do cadastro atualizado de unidades assistenciais em seu território.

k) Avaliação permanente do impacto das ações do sistema sobre as condições de saúde dos seus munícipes e sobre o meio ambiente.

l) Execução das ações básicas, de média e alta complexidade em vigilância sanitária, pactuadas na CIB.

m) Execução de ações de epidemiologia, de controle de doenças e de ocorrências mórbidas, decorrentes de causas externas, como acidentes, violências e outras como pactuadas na CIB.

REQUISITOS

a) Comprovar o funcionamento do CMS.

b) Comprovar a operação do Fundo Municipal de Saúde.

c) Apresentar o Plano Municipal de Saúde, aprovado pelo CMS, que deve contemplar a agenda de compromissos municipal, harmonizada com as agendas nacional e estadual, bem como o quadro de metas, mediante o qual será efetuado o acompanhamento dos relatórios de gestão.

d) Demonstrar desempenho satisfatório nos indicadores constantes do pacto da atenção básica.

e) Demonstrar desempenho satisfatório na gestão · da atenção básica.

f) Comprovar a oferta com qualidade e em quantidade suficiente, em seu território, de todo o elenco de procedimentos cobertos pelo PABA, bem como de leitos hospitalares para realização, no mínimo, de parto normal e primeiro atendimento nas clínicas médica e pediátrica.

g) Firmar termo de compromisso para garantia de acesso com a ses.

h) Comprovar a estruturação do componente municipal do sistema nacional de auditoria/SNA.

i) Participar da elaboração e da implementação da PPI do estado, bem como da alocação de recursos expressa na programação.

j) Comprovar capacidade técnica e administrativa e condições materiais para o exercício de suas responsabilidades e prerrogativas.

k) Comprovar, por meio da alimentação da SIOPS, a dotação orçamentária do ano o dispêndio no ano anterior de recursos financeiros próprios do tesouro municipal.

l) Dispor de médico(s) formalmente designado(s) pelo gestor, como responsável(eis) pela autorização prévia, controle, avaliação e auditoria dos procedimentos e serviços realizados.

m) Comprovar o funcionamento de serviço estruturado de vigilância sanitária e capacidade para o desenvolvimento de ações de vigilância sanitária.

n) Comprovar a estruturação de serviços e atividades de vigilância epidemiológica e de controle de zoonoses.

o) Apresentar o relatório de gestão do ano anterior, devidamente aprovado pelo CMS.

p) Comprovar a organização do componente municipal do sistema nacional de auditoria e de mecanismos de controle e avaliação.

q) Comprovar disponibilidade orçamentária suficiente e mecanismos para pagamento de prestadores públicos e privados de saúde.

r) Formalizar, junto ao gestor estadual com vistas a CIB, após aprovação pelo CMS, o pleito de habilitação.

PRERROGATIVAS

a) Transferência, regular e automática, dos recursos referentes ao valor *per capita*, definidos para o financiamento dos procedimentos que são executados.

b) Receber, diretamente no fundo municipal de saúde, o montante total de recursos federais correspondente ao limite financeiro programando para o município.

c) Gestão do conjunto das unidades ambulatoriais especializadas e hospitalares, estatais ou privadas, estabelecidas no território municipal.

III.1.2 – DO PROCESSO DE HABILITAÇÃO DOS ESTADOS

Os estados podem habilitar-se em duas condições:
- gestão avançada do sistema estadual; e
- gestão plena do sistema estadual.

As responsabilidades, requisitos e prerrogativas não serão aqui enunciados, pois fogem ao escopo deste trabalho, dirigido aos médicos em geral e cujo interesse está em nível de município. Os interessados nesta habilitação em nível estadual, gestores estaduais, devem-se remeter ao documento original.

III.2 – DA DESABILITAÇÃO

III.2.1 – DA DESABILITAÇÃO DOS MUNICÍPIOS

A desabilitação dos municípios cabe à Comissão Intergestores Bipartite, a qual deverá ser homologada pela Comissão Intergestores Tripartite.

A desabilitação poderá ocorrer quando as responsabilidades assumidas na habilitação não forem cumpridas.

Os repasses financeiros serão suspensos quando não ocorrer pagamento aos prestadores de serviço ou pela falta de alimentação dos bancos de dados.

CAPÍTULO IV
DISPOSIÇÕES TRANSITÓRIAS

ANEXO 1 NOAS/SUS 01/2001 – RESPONSABILIDADES E AÇÕES ESTRATÉGICAS MÍNIMAS DE ATENÇÃO BÁSICA

I) Controle da tuberculose
II) Eliminação da hanseníase
III) Controle da hipertensão
IV) Controle da diabetes mellitus
V) Ações de saúde bucal
VI) Ações de saúde da criança
VII) Ações de saúde da mulher

RESPONSABILIDADES:

i. Busca ativa de casos
ii. Diagnóstico clínico de casos
iii. Acesso a exames para diagnóstico e controle
iv. Cadastramento dos portadores
v. Tratamento dos casos
vi. Controle das incapacidades físicas
vii. Medidas preventivas
viii. Diagnóstico precoce das complicações

ANEXO 2 – NOAS/SUS 01/2001

ELENCO DE PROCEDIMENTOS A SEREM ACRESCENTADOS AOS DA RELAÇÃO ATUAL DE ATENÇÃO BÁSICA, FINANCIADA PELO PAB

I) GRUPO 07 – Procedimentos especializados por profissionais médicos, outros de nível superior e nível médio

II) GRUPO 08 – Cirurgias ambulatoriais especializadas
III) GRUPO 11 – Patologia clínica
IV) GRUPO 17 – Terapias especializadas (por terapia)

ANEXO 3A – NOAS/SUS 01/2001

ELENCO MÍNIMO DE PROCEDIMENTOS DA MÉDIA COMPLEXIDADE AMBULATORIAL, A SER OFERTADO NOS MUNICÍPIOS-SEDE DE MÓDULOS ASSISTENCIAIS

I) GRUPO 07 – Procedimentos especializados realizados por profissionais médicos, outros de nível superior e nível médio
II) GRUPO 08 – Cirurgias ambulatoriais especializadas
III) GRUPO 09 – Procedimentos traumato-ortopédicos
IV) GRUPO 10 – Ações especializadas em odontologia
V) GRUPO 11 – Patologia clínica
VI) GRUPO 13 – Radiodiagnóstico
VII) GRUPO 14 – Exames ultra-sonográficos
VIII) GRUPO 18 – Fisioterapia (por sessão)
IX) GRUPO 19 – Terapias especializadas (por sessão)

ANEXO 3B – NOAS/SUS 01/2001

SERVIÇOS DE INTERNAÇÃO HOSPITALAR OBRIGATORIAMENTE DISPONÍVEIS EM MUNICÍPIOS-SEDE DE MÓDULOS ASSISTENCIAIS

Os municípios-sede de módulos assistenciais deverão dispor de leitos hospitalares, no mínimo, para o atendimento básico em:
– Clinica médica;
– Clínica pediátrica;
– Obstetrícia (parto normal)

ANEXO 4 – NOAS/SUS 01/2001

TERMO DE COMPROMISSO PARA GARANTIA DE ACESSO DA POPULAÇÃO REFERENCIADA POR OUTROS MUNICÍPIOS AOS SERVIÇOS DE SAÚDE

ANEXO 5 – NOAS/SUS 01/2001

TERMO DE COMPROMISSO PARA GARANTIA DE ACESSO VISANDO A FORMALIZAÇÃO DE CONTRA-TAÇÕES DE SERVIÇOS DE SAÚDE OFERTADOS

ESTRATÉGIA DE IMPLANTAÇÃO DA NOAS 2001 NO ESTADO DE SÃO PAULO

I) EFETUANDO A REGIONALIZAÇÃO – ETAPAS

A – Levantamento da produção por procedimento segundo os Anexos 2 e 3 da NOAS (PABA e mínimo da Média Complexidade)

B – Identificação do potencial de oferta de ser-viços de atenção básica ampliada. Os 25 procedimentos definidos pela NOAS foram distribuídos em cinco grupos que representam cinco áreas distintas:
- procedimentos que necessitam do profissional médico;
- procedimentos que necessitam do profissional odontólogo;
- procedimentos que necessitam do profissional de enfermagem;
- procedimentos que necessitam de exames laboratoriais simples;
- procedimentos que necessitam equipamento de eletrocardiograma.

C – Identificação do potencial de oferta de procedimentos mínimos da média complexidade. Os procedimentos foram distribuídos em 11 grupos:
- procedimentos que requerem médicos em qualquer especialidade ou ginecologista/obstetra;

- procedimentos que requerem médicos pneumologistas;
- procedimentos que requerem endodontistas;
- análises clínicas - bioquímica, hematologia e bacteriologia simples;
- análises clínicas, exames mais complexos – bacteriologia e sorologia;
- radiologia periapical (suporte para endodontia);
- radiologia de baixa resolutividade;
- radiologia de alta resolutividade;
- ultra-sonografia;
- procedimentos que requerem profissionais da equipe de saúde mental;
- procedimentos que requerem profissionais de fisioterapia (fisioterapeuta ou fisiatria).

Estes procedimentos estão discriminados no anexo 1.

D – Identificação de municípios que realizam internação nas clínicas básicas (pediatria, obstetrícia – parto normal – e clínica médica).

E – Identificação dos municípios aptos a sede de módulo – aqueles que realizam de 70% a 100% do PABA e de procedimentos mínimos da média complexidade.

F – Identificação dos municípios aptos a pólo regional ou estadual – neste sentido foram relacionados os seguintes serviços de alta complexidade ambulatorial e hospitalar:

- cacon's;
- terapia renal substitutiva;
- atendimento à gestante de alto risco;
- neurocirurgia i,ii e iii;
- ortopedia - sipac;
- leitos psiquiátricos;
- queimados;
- UTI adulto ii e iii;
- UTI neonatal ii e iii;
- UTI pediátrica ii e iii;
- urgência e emergência.

G – Agregação dos municípios de acordo com faixas do IPDH e receita *per capita* – para relacioná-los com possíveis sedes de módulo.

H – Na tentativa de se agregar algum indicador de demanda, utilizou-se a variável internação por local de residência (município e região de saúde), segundo número e valor *per capita*.

Resultados:

1 – MUNICÍPIOS APTOS À GESTÃO DO PAB AMPLIADO

A análise da produção de todos os procedimentos da Atenção Básica Ampliada demonstra que apenas cinco municípios realizam acima de 90% dos procedimentos:

- São Paulo
- Diadema
- Guarulhos
- Taboão da Serra
- Campinas

Na faixa de 70% a 90% dos procedimentos ocorre um acréscimo de mais 10 municípios. Diante deste quadro, optou-se pela metodologia de identificação da potencial oferta dos procedimentos, como descrito nos itens B, C, E e D anteriores. Assim o número de municípios se amplia consideravelmente, ou seja, temos 154 municípios com capacidade para a realização de mais de 90% dos procedimentos elencados pela NOAS e 155 municípios com capacidade para a realização de 70% a 90% dos procedimentos. Isto significa que apenas 48% dos municípios do estado de São Paulo estariam supostamente aptos para assumirem a gestão do PAB ampliado, porém estes municípios representam 92% da população do estado.

Quando se analisa a distribuição percentual pelos grupos de procedimentos, verifica-se que para o total do estado, os procedimentos que os municípios demonstram ter maior dificuldade de ofertar são os odontológicos (65% não os realizam).

2 – MUNICÍPIOS APTOS À SEDE DE MÓDULO

A análise da produção de todos os procedimentos mínimos da média complexidade, elencados pela NOAS, revela que apenas oito municípios realizam acima de 90% destes procedimentos.

Quando agrupados os procedimentos, de acordo com o potencial de oferta, verificou-se uma ampliação do número de municípios. Temos 10 municípios com capacidade para realizar mais de 90% dos procedimentos e 159 com capacidade para realizar de 70% a 90%, demonstrando que 26% dos municípios paulistas têm capacidade para ofertar os procedimentos mínimos de média complexidade.

Observou-se que 98% dos municípios não realizam os procedimentos que requerem o médico pneumologista e 77% não realizam endodontia.

De acordo com a NOAS, para um município ser sede de módulo, é necessário além de efetuar os procedimentos do PABA e os mínimos da média complexidade, também realizar internações nas clínicas básicas. Para construirmos o elenco dos municípios potencialmente aptos à sede, consideramos todos aqueles que apresentaram internações nas três clínicas básicas, que realizaram mais de 70% dos procedimentos PABA e mínimos da média complexidade, de acordo com o critério de potencial de oferta. Verificou-se um total de 156 municípios nessas condições, o que representa 24% do total de municípios e 79% da população do estado.

3 – DISTRIBUIÇÃO DOS SERVIÇOS DE ALTA COM-PLEXIDADE

Observa-se a altíssima concentração destes serviços no eixo Santos/Grande São Paulo/Campinas/Ribeirão Preto e escassez no Vale do Ribeira, fundo do Vale do Paraíba e região Oeste.

A quase totalidade dos municípios com serviços de alta complexidade está apta à sede de módulo. Estes municípios também podem ser pólos.

Basicamente foi utilizada a lógica de oferta de serviços, mas há necessidade de que os recursos sejam distribuídos com maior eqüidade, se procurarmos comparar com o Índice Paulista de Desenvolvimento Humano (IPDH), receita própria municipal e internação por local de residência.

Observou-se que, salvo a região Oeste do estado, onde há a maior concentração de serviços, estão os melhores indicadores sociais, sendo o contrário também verdadeiro. No caso da região Oeste (Araçatuba e Presidente Prudente) temos IPDH no segundo melhor intervalo e baixa concentração de serviços.

II) INDICADORES DE AVALIAÇÃO DE GESTÃO

O grupo formado por representantes do COSEMS e de diversas áreas da Secretaria Estadual da Saúde definiu 54 Indicadores distribuídos em dois eixos:

I) *Programação Pactuada e Integrada*, que inclui situação da rede de serviços, processo de planejamento e pactuação, condições de vida, financiamento e controle social.

II) *Atenção à Saúde,* que inclui assistência à saúde e intervenções ambientais.

III - DIRETRIZES PARA IMPLANTAÇÃO DA PROGRAMAÇÃO PACTUADA E INTEGRADA

A PPI da assistência à saúde deve buscar a integração com as demais áreas de atenção à saúde, no que diz respeito à análise da situação de saúde da população e definição de prioridades. Cada área deve-se utilizar de um instrumento próprio para a sua programação e deve sempre estar respaldada nos planos municipais e estadual de saúde, bem como nas agendas de compromisso e quadro de metas. Para a realização desta programação, serão utilizados parâmetros físicos de necessidade da população e parâmetros financeiros que podem estar limitados pelo teto financeiro ou pela dificuldade de capacidade de oferta de determinado serviço. Basear-se somente em parâmetros de necessidade nos levaria a uma PPI irreal, distante das realidades dos municípios e estado. Adotar porém, apenas parâmetros financeiros baseados em séries históricas de produção significa perpetuar as desigualdades existentes. O desafio está na comparação destes dois parâmetros e na identificação das grandes distorções, de forma a propiciar maior eqüidade para o sistema facilitando o acesso da população aos serviços de saúde.

A programação das ações e serviços assistenciais a serem realizados com recursos federais deve estar baseada em parâmetros físicos de acordo com a necessidade da população e parâmetros financeiros com base em série histórica, que dão a dimensão da capacidade de oferta assim como do limite financeiro existente. Utilizou-se a divisão da assistência em atenção básica, média complexidade (1, 2 e 3), alta complexidade ambulatorial e assistência hospitalar. Na programação ainda é importante identificar se as ações e os procedimentos serão realizados no próprio município ou referenciados para outra, seguindo as diretrizes abaixo:

- *Atenção Básica* – Contemplará no mínimo, as seguintes áreas programáticas:
  - Saúde da criança;
  - Saúde da mulher;
  - Saúde bucal;
  - Saúde mental;
  - Controle da hipertensão arterial;
  - Controle do *diabetes mellitus*;
  - Controle da tuberculose; e
  - Eliminação da hanseníase.

A programação será de *Base Municipal* e quantificada para cobertura dos munícipes, sem referenciar para outro. Para programação financeira deve-se considerar o valor *per capita* nacional definido pelo Ministério da Saúde, assim como os valores do PAB fixo existente (R$ 10,00 a R$ 18,00 *per capita*/ano) e dos PABs variáveis (PACS/PSF, ICCN, vigilância sanitária, epidemiológica e controle de doenças).

- *Média complexidade* – Está dividida em M1, M2 e M3 em ordem crescente de complexidade.

  M1 – A programação deverá contemplar todos *os 121 Procedimentos* da Tabela SIA/SUS que se refere ao mínimo da média complexidade. A programação será *Anual* de *Base Municipal*, onde o município deverá quantificar os procedimentos que o seu munícipe necessita, explicitando se serão realizados no município ou referenciados para outro. Cada município poderá utilizar-se de apenas um município de referência – Município Sede de Módulo.

  M2 – A programação deverá contemplar todos os *subgrupos* da Tabela SIA/SUS que se referem à média complexidade 2. A programação será *Anual* e de *Base Municipal* onde o município deverá quantificar os subgrupos ou procedimentos que o seu munícipe necessita, explicitando se serão realizados no município ou referenciados para outro. Cada município poderá utilizar-se de mais de um município de referência.

  M3 – Neste nível de complexidade a programação será *Anual* e de *Base Regional*. Devido à dificuldade da maior parte dos municípios de quantificarem a necessidade de procedimentos que raramente utilizam, este grupo será programado regionalmente identificando-se os serviços de referência que executam estes procedimentos e quantificando os sub-grupos ou procedimentos para cada município que vai utilizar-se deles.

- *Alta complexidade* – Neste nível de complexidade a programação será também *Anual* e de *Base Regional*. Devido à dificuldade da maior parte dos municípios de quantificarem a necessidade de procedimentos que raramente utilizam. A programação será idêntica a do grupo M3. Eles estão englobados em 11 grupos e são em número de 365 procedimentos. Os grupos são: patologia clínica, radiodiagnóstico, hemodinâmica, radioterapia, quimioterapia, transplantes, ressonância magnética, medicina nuclear, radiologia intervencionista e tomografia computadorizada.

- *Assistência hospitalar* – Os procedimentos hospitalares que tiveram pelo menos um evento durante o ano de 2000 no estado foram divididos em nove grupos de acordo com a especialidade: cirurgia, obstetrícia, clínica médica, pediatria, cuidados prolongados, psiquiatria, psiquiatria em hospital-dia, tisiologia e reabilitação.

A programação deverá ser *Anual* e de *Base Municipal* para os procedimentos que tiveram um ou mais eventos para cada 5.000 habitantes no ano; e de *Base Regional* para os procedimentos que tiveram menos de um evento para cada 5.000 habitantes.

O município pode programar por *Grupo de Especialidade* e se achar necessário pode programar os *Procedimentos do Grupo*.

Deverão ser explicitadas separadamente as quantidades de procedimentos e/ou grupos que serão realizados no município e o que será referenciado para outro.

O parâmetro físico geral utilizado será de 8% da população por ano, sendo 7,6% para a baixa e média complexidade e 0,4% para a alta complexidade.

Ao número de internações encontradas como conseqüência da aplicação do parâmetro de baixa e média complexidade, serão aplicados os seguintes percentuais correspondentes a cada especialidade:

- Clínica médica 30%;
- Clínica cirúrgica 23%;
- Clínica pediátrica 11%;
- Clínica obstétrica 22%;
- Clínica psiquiátrica 11%;
- Tisiologia 0,3%;
- Crônica 2%;
- Hospital-dia 0,2%.

Para se chegar a um valor financeiro, deve-se multiplicar a quantidade de internações das especialidades em questão pelo valor médio da AIH do município de referência.

Nota: Algumas disposições foram modificadas pelo Pacto pela Saúde – ver Capítulo 26.

Gestão de Recursos Humanos no SUS
Luiz Antonio Nunes

Com a implantação do SUS, a partir da Constituição de 1988, iniciou-se o processo de descentralização da saúde, o que ocasionou uma mudança significativa na contratação e na estruturação da força de trabalho. Após a inicial transferência de serviços do Inamps para os governos estaduais ocorrida seguiu-se, alguns anos depois, a municipalização. A conseqüência natural desta descentralização foi a expansão da contratação de trabalhadores pelos municípios, fenômeno que se acompanhou de forte retração de contratação pela União e pelos governos estaduais.

Isto fez com que a maioria dos municípios atingisse o limite de sua possibilidade de contratação de servidores públicos – estatutários e celetistas contratados por concursos públicos – em decorrência dos limites orçamentários e financeiros dos municípios e legais (Lei de Responsabilidade Fiscal). Como a expansão de programas e a implementação de novas políticas – Programa de Saúde da Família, Programa dos Agentes Comunitários de Saúde, Serviço de Assistência Médica de Urgência etc. – teve os municípios como responsáveis pela oferta da força de trabalho e pelo gerenciamento dos serviços, passou-se a utilizar diferentes formas de contratação além de servidores públicos concursados: trabalhadores contratados por meio de ONGs, Oscips e contratos com cooperativas. Além disso, muitas pessoas foram incorporadas ao SUS de modo totalmente precário, sem qualquer vínculo formal.

Esta situação, que envolve a parte de maior complexidade e de grande dimensão do SUS – recursos humanos – deve ser equacionada e resolvida rapidamente com a colaboração de todos os médicos por intermédio de suas entidades representativas, sob risco de termos um sério colapso na rede assistencial.

Preocupado com a gravidade do problema, o Conselho Nacional de Secretários Municipais (CONASEMS) propõe como plano de ação para 2005 a 2007, cujo tema é "Gestão do Trabalho no SUS":

- contratar estudos que aprofundem nosso conhecimento sobre a legislação que regula a contratação e a gestão do trabalho nos serviços de saúde, já que existem contradições na legislação;
- elaborar estudos sobre a estruturação da força de trabalho nos estados e municípios;
- motivar atores políticos – em especial senadores e deputados federais – para propor revisão da Constituição e adequar os dispositivos legais com o intuito de responder às necessidades do SUS e, particularmente, do processo de descentralização;
- criar simpósios e fóruns para ampliar o debate sobre o assunto;
- buscar unificação do entendimento dos Tribunais de Contas sobre as parcerias na lei de responsabilidade fiscal, já que existem pareceres divergentes;
- elaborar estudos para o dimensionamento do número de servidores federais e estaduais à disposição dos municípios e propor medidas para reposição, considerando as perdas passadas e as que deverão ocorrer nos próximos anos.

O objetivo da reprodução do documento é trazer um melhor conhecimento aos colegas que trabalham nos consultórios e ambulatórios, muitos deles integrantes do sistema público de saúde. E, assim, permitir aos mesmos firmar uma posição e possibilidade de manifestação por meio de nossas entidades de representação.

Em Busca de Novos Modelos de Gestão: As Organizações Sociais de Saúde

Luiz Antonio Nunes

Por volta de 1995, o governador que assumiu o Estado de São Paulo viu-se às voltas com um grave problema na área da Secretaria de Estado da Saúde. Existiam 14 esqueletos de hospitais iniciados em gestões anteriores cujas obras estavam paralisadas há alguns anos. Tais hospitais, quase todos localizados na região Metropolitana da Grande São Paulo, tiveram a construção financiada em parte por um empréstimo do Banco Mundial que, ao longo dos anos 1980, deu origem ao Plano Metropolitano de Saúde. Esses esqueletos situavam-se na periferia metropolitana, bastante carente de serviços, e a população exercia uma enorme pressão para a conclusão destes equipamentos.

Além das dificuldades existentes para o seu término e aparelhamento, outras razões existiam e exigiam a busca de novas soluções:

- restrições fiscais que impediam a contratação de pessoal por concurso;
- baixa remuneração de gerentes;
- dificuldade de reposição de pessoal pelas regras convencionais da administração pública;
- dificuldade em aplicar o pagamento por produtividade;
- rigidez de prazos e controles tradicionais da administração pública.

Esta situação foi a motivação inicial para que se buscasse um novo modelo de gestão, no qual o Estado passasse de executor ou prestador direto de serviços para regulador, provedor ou promotor destes. Como provedor desses serviços, continuaria a subsidiá-los, buscando, ao mesmo tempo, o controle social direto e a participação da sociedade. Com grande dificuldade e resistência (muitas delas políticas), o Estado conseguiu criar a legislação das Organizações Sociais de Saúde, por meio da qual o governo do Estado passou a delegar a uma entidade privada, sem fins lucrativos, o gerenciamento de hospitais públicos, garantindo, entretanto, recursos mensais para a manutenção da unidade, além do devido controle da gestão dos gastos realizados e dos serviços prestados.

Parte importante da regulamentação da relação entre a Organização Social e o Estado foi a instituição do Contrato de Gestão, que passou a definir as metas de produção e a forma de financiamento dos hospitais. O primeiro contrato vigorou de 1998 a dezembro de 2000; neste período, a SES pôde-se apropriar de informação básica sobre o volume de recursos gastos em cada unidade, o volume de atividades e os indicadores clássicos de produtividade hospitalar. Além dos recursos do SUS, a secretaria complementava em 50% o valor faturado pela unidade e possibilitava um aporte suplementar caso ocorresse desequilíbrio financeiro entre receitas e despesas. Cada vez mais foi aprimorado o controle da qualidade nos registros feitos pelos hospitais.

A partir de 2001 foram introduzidas inovações no processo de pagamentos e prestação de contas que resultaram em:

- novo contrato único para todas as OS;
- novo sistema de pagamento vinculado à atividade (produção) por grandes linhas de produto e a indicadores relacionados com qualidade, organização, eficiência e complexidade dos serviços;
- orçamento econômico "fechado" para cada um dos hospitais, independente do sistema de financiamento do SUS;
- novo processo de faturamento mensal, previsível e fácil de ser auditado;
- atividade pactuada e consensual com cada um dos hospitais;
- nova forma de tratar a informação da AIH, que permite comparar os hospitais quanto à eficiência e complexidade;

- comissão de Acompanhamento e Monitoramento para cada um dos hospitais, com avaliações trimestrais;
- criação de uma Coordenadoria na SES, responsável pela contratação de serviços de Saúde e a definição de funções para seu desenvolvimento.

Além desses aperfeiçoamentos, foi mudada a forma de pagamento: 90% dos recursos acordados são repassados em pagamentos mensais e os 10% restantes são pagos trimestralmente, condicionados ao cumprimento das metas do contrato de gestão.

Organizações Sociais de Saúde II: Os Desafios para sua Implantação

Luiz Antonio Nunes

Já conhecemos as razões que levaram o estado de São Paulo a regulamentar em 1998 a parceria do estado com entidades filantrópicas.

As entidades que conseguiram cumprir os pré-requisitos estipulados conquistaram o direito a serem habilitadas para firmar contrato de gestão com a Secretaria de Estado da Saúde, visando ao gerenciamento e à operação de hospitais e outros equipamentos públicos de saúde mediante convocações públicas.

À medida que os primeiros dados de avaliação do novo modelo começaram a surgir, diversos municípios e outros estados da nação tiveram interesse – por acreditarem ser perfeitamente possível e, com vantagens, constituir uma estrutura governamental mais enxuta, focalizada, eficiente e eficaz, transferindo para terceiros a implementação das políticas públicas. A execução, porém, não é simples. Exige percepção adequada das competências dos envolvidos e a construção de um sistema transparente de acerto entre os dois parceiros.

A finalidade do presente texto é apontar quais são os desafios que terão de ser enfrentados, para aqueles que se decidem implantar – contratantes (poder público municipal ou estadual) – e para os prestadores.

O contratante terá de:
1- capacitar-se tecnicamente para melhorar a eficiência na alocação de recursos, o que exigirá:
   - conhecer as necessidades de saúde da população e avaliá-las;
   - dispor de um modelo de contrato e forma de pagamento que incentivem os procedimentos eficientes e adequados às necessidades;

- criar sistemas de informações confiáveis que permitam acompanhar o comportamento dos prestadores, o fluxo de pacientes, o custo e a utilização dos serviços, dos grupos demográficos e de risco;
- diminuir elementos de rigidez burocrática;
- implantar mudanças organizativas que adaptem as estruturas administrativas à nova situação e que garantam o desenvolvimento das diferentes funções, especialmente da função de compra;

2- implantar mudanças organizativas que adaptem as estruturas administrativas para a nova situação e que garantam o desenvolvimento das diferentes funções que serão assumidas;

3- criar uma Comissão de Acompanhamento e Monitorização do Contrato, composta por elementos do Conselho de Saúde (municipal ou estadual), da Comissão de Saúde da Câmara ou Assembléia e por representantes de renomado saber na área da saúde pública, dentre eles um integrante das entidades que congregam os profissionais médicos.

Os prestadores de serviços, preferencialmente instituições com comprovada experiência em gestão de serviços de saúde, por outro lado, deverão:

1- adaptar-se organizativa e funcionalmente a um novo cenário e responder a novas dinâmicas e a diferentes incentivos financeiros;

2- melhorar a eficiência na produção de serviços para manter estabilidade financeira;

3- dispor de autonomia real na gestão e responder aos requerimentos do poder público em termos de eficiência, qualidade, adequação da oferta de serviços e satisfação dos cidadãos;

4- desenvolver políticas de incentivo e de participação dos profissionais;

5- conhecer as características, o custo e a qualidade dos serviços que prestam como instrumentos de apoio à tomada de decisão e de melhora da capacidade de gestão.

A Associação Paulista de Medicina, legítima representante dos médicos de nosso estado, decidiu abrir a discussão e levá-la a todos os médicos, possibilitando assim que as opiniões, não só dos que trabalham nestas organizações sociais, mas de toda a nossa classe, fossem ouvidas. Nossa associação foi mais adiante e colocou-se à disposição das secretarias de saúde para participar das Comissões de Acompanhamento e Monitoração do Contrato.

Todos temos consciência de que os órgãos e as entidades devem atingir os objetivos para os quais foram criados e que as suas atividades devem ser exercidas conforme os princípios da lei, da transparência e da participação cidadã, seja dos que nelas trabalham, seja dos usuários, que no caso da prestação de um serviço público também são mantenedores, já que contribuem para a existência destes serviços.

Os governos e suas organizações devem estar cientes de que precisam:

- agir com legitimidade e dentro da legalidade, observando as leis e respeitando os direitos e as aspirações dos cidadãos (critério da integridade);
- atingir padrões públicos de bom desempenho, particularmente buscando serem econômicos no uso de recursos públicos, na oferta de produtos acordados e também atingir os resultados econômicos, sociais e ambientais desejados (critério da responsividade, isto é, dar uma resposta adequada);
- prestar contas aos cidadãos e a outros fornecedores de recursos financeiros de suas ações em termos desses critérios de legitimidade e padrões de desempenho (critério da transparência).

O conteúdo destes dois textos sobre organizações sociais pode ser encontrado em sua forma original na Internet, em busca pelos autores: Evelyn Levi (*Organizações Sociais no Estado de São Paulo: Estratégias de Implementação e Resultados*) e Márcio Cidade Gomes (*A Experiência da Secretaria de Estado da Saúde de São Paulo*).

O Tema Sempre Atual: Financiamento da Saúde

Luiz Antonio Nunes

O gasto público em saúde no Brasil é de US$ 125,00 por habitante/ano (em valores atuais correspondem a menos de R$ 300,00). Essa quantia equivale a cerca de 3,2% do PIB (Produto Interno Bruto) e a 42% do gasto total em saúde – os outros 58% correspondem aos gastos do setor privado. O Brasil coloca-se na América Latina como um dos países que tem o menor investimento público em saúde. A Argentina, por exemplo, gasta US$ 362,00 e o Uruguai, US$ 304,00. Esses países também têm um percentual de gasto público com relação ao gasto total maior do que o nosso.

Ao analisarmos os gastos públicos em saúde nesta década – a partir do ano 2000 –, observamos que eles se mantiveram estacionados no seu início e elevaram-se moderadamente nos dois últimos anos. A Tabela 24.1 mostra os valores aproximados por habitante/ano em dólares americanos.

Tabela 24.1
Título

	Total	União	Estados/Municípios
2000	109,67	65,15	44,67
2001	98,67	56,26	42,41
2002	91,07	49,15	51,92
2003	99,19	49,45	49,75
2004	127,34	61,38	65,96
2005	124,97	61,42	63,55

Fonte: Conasems.

Nesse período observou-se que os gastos da união diminuíram em 2001 e 2002 e que os estados e municípios tiveram um aumento significativo nos dois últimos anos.

Comparando-se com outros países, verificamos no ano de 2003 os dados da Tabela 24.2.

Tabela 24.2
Título

País	Gasto em U$/hab./ano	%PIB
Portugal	1.797	9,6%
Alemanha	2.996	11,1%
Dinamarca	2.763	9,0%
EUA	5.635	15,0%

Fonte: OCDE in figures-2005.

Não há dúvidas de que o nosso financiamento é insuficiente, conforme demonstrado pelas seguintes constatações:

1- os gestores plenos têm acumulado progressivamente dívidas com os prestadores de serviços em decorrência de tetos insuficientes e da impossibilidade de produzir aquém do teto, sob risco de gerar assistência insuficiente;

2- ampliação das demandas reprimidas em áreas de assistência em que os valores de remuneração não cobrem os custos;

3- persistência crônica de demandas não atendidas na média complexidade;

4- insuficiência de recursos para a atenção básica;

5- quando comparados os gastos do sistema suplementar com sua clientela e com a cobertura oferecida (cotejando-se com a universalidade e a integralidade do SUS), fica claro que "o SUS faz muito com pouco".

É evidente que graves problemas de gestão podem estar presentes em alguns municípios e contribuem para as dificuldades apontadas, mas não constituem a regra.

O que Pode e Deve Ser Feito pelos Profissionais de Saúde?

- Devem-se conscientizar e exercer uma mobilização, como categoria, e sensibilizar a sociedade para que pressione a Câmara Federal e o Senado no sentido de promover a regulamentação da EC 29 (PL 01/03), que poderá elevar os gastos públicos para cerca de 4% do PIB com a definição de gastos em saúde.
- Apoiar a realização de estudos de custos em saúde.
- Procurar integrar-se aos movimentos das associações de classe que batalham por aumento no valor do financiamento, bem como melhora no sistema de gestão da saúde;
- Apoiar a realização de estudos sobre a situação orçamentário e financeira nos sistemas locais de saúde, tendo em vista a diversidade e as diferenças regionais.

Diante da crônica insuficiência de recursos, algumas questões podem ser levantadas – se conseguirmos encontrar respostas a elas poderíamos amenizar as conseqüências dessa falta de recursos.

- Como se poderia melhorar a eficácia (resultados melhores na saúde da população) e a eficiência (mais resultados com os mesmos custos) dos gastos em saúde? Apenas como informação: estudos da OECD em oito países do Primeiro Mundo mostraram que os gastos *per capita* em saúde têm aumentado acima do PIB, e que estes gastos têm sido predominantemente em procedimentos de alto custo, sem que ocorra um impacto significativo nos indicadores de melhora da saúde da população.
- Como garantir a saúde de nossa população, com enormes diferenças regionais e sociais, com necessidades tão distintas, que vão do saneamento básico e da vacinação ao transplante de órgãos?
- Que propostas poderiam ser apresentadas para diminuir os custos administrativos?

- Como controlar a qualidade nos procedimentos curativos, sem recorrer a sistemas de controle altamente burocratizados?
- Como diminuir as fraudes no sistema, como o episódio recente dos sanguessugas, ou então a denúncia de venda dos medicamentos de distribuição gratuita?
- Como controlar negligências na oferta de procedimentos preventivos?
- Como melhorar o sistema de informação aos usuários?
- Como tornar o controle social mais eficaz e quais mecanismos utilizar para que nossas entidades médicas representativas tenham assento mais efetivo nas mesas de decisão?
- Como diminuir os custos da atenção à saúde sem sacrificar os médicos e os outros profissionais prestadores e sem causar impactos negativos nos níveis de saúde?
- Qual dos seguintes fatores mais contribui no aumento dos custos dos serviços médicos?:
  1. envelhecimento da população;
  2. urbanização crescente;
  3. acumulação epidemiológica (convivência de patologias "antigas" com doenças "do progresso");
  4. incorporação de novas tecnologias;
  5. excessiva medicalização.
- A racionalização da oferta de serviços seria uma solução na contenção de custos? Através de quais intervenções isso poderia ser efetuado?
  1. limitação da oferta de serviços;
  2. achatamento dos salários;
  3. criação de alternativas para a atenção hospitalar;
  4. estabelecimento de controle na incorporação de novas tecnologias; incremento da oferta e estimulação da atenção médica supletiva.

Bibliografia

1. Conasems – Teses e Plano de Ação 2005-2007.
2. Mendes EV. Uma agenda para a Saúde. São Paulo: Hucitec; 1996.

A Atenção Básica em Saúde em 2006

Luiz Antonio Nunes

A importância da atenção básica em saúde, aquela que é prestada nas unidades básicas de saúde – a porta de entrada para todo o sistema –, leva-nos a abordar novamente o tema. O desejável quando se tenta qualificá-la seria que ela prestasse um atendimento humanizado e com alto grau de resolução; deveria atuar em fatores e situações de risco, vinculando as equipes de saúde à comunidade, às famílias e a territórios determinados; ser exercida como um trabalho em equipe e integrada com os outros níveis de atenção. O que se observa atualmente é uma realidade bastante heterogênea e distante do atendimento ideal. Os preceitos de integralidade com universalidade e equidade estão muito distantes de terem se tornado realidade.

A organização da atenção à saúde vem-se fazendo pela oferta de serviços e não pelas necessidades da população, o que leva ao aumento de desigualdades regionais e à dificuldade de acesso das populações mais vulneráveis. Mesmo a adoção da estratégia da saúde da família não conseguiu superar as grandes dificuldades em conseqüência da pluralidade das formas de operacionalização e por falta de verdadeiro espírito de equipe de saúde.

Quando se fala em integralidade, entende-se que o atendimento deveria ser efetuado em vários sentidos: a) abordagem do indivíduo e dos coletivos levando em conta o contexto familiar e social; b) garantia de assistência em outros níveis de atenção, além da básica; c) implementação de práticas que corroboram para a construção do cuidado em saúde na perspectiva do autocuidado; d) adoção da intersetorialidade para a implantação de ações de promoção da saúde e prevenção; e) organização dos serviços contemplando a promoção, a prevenção, o tratamento e a reabilitação.

Na busca das causas, inúmeros problemas são detectados:

1. insuficiente e inadequada formação/capacitação dos profissionais;
2. compreensão inadequada do processo saúde / doença por profissionais, população e gestores;
3. falta de sintonia entre os centros de formação (universidade) e a realidade;
4. pouca integração entre estrutura e processos organizacionais na rede de atenção básica;
5. relação população/profissionais inadequada com excesso de população adscrita para cada equipe de saúde;
6. estratégias de gestão que nem sempre incorporam trabalhadores e população como sujeitos do processo;
7. desvalorização, desmotivação e alta rotatividade dos profissionais da saúde;
8. pressão exagerada dos Ministérios Público e Judiciário para assegurar medicamentos e procedimentos, geralmente de alto custo;
9. política de assistência farmacêutica fragmentada e que estimula a medicalização excessiva;
10. ineficiência dos setores de informação e regulação;
11. desarticulação da saúde com a educação e outras políticas setoriais;
12. dificuldade de incorporação da população e outros setores para concepção e incorporação de políticas de promoção da saúde.

Soluções existem e devem ser implementadas com urgência:

1. estabelecimento de processos de educação permanente;
2. priorização de políticas ligadas à promoção da saúde, envolvendo gestores, trabalhadores e universidades;
3. otimização na utilização dos protocolos clínicos articulados às linhas de cuidado e às ações de promoção e prevenção.

Bibliografia

1. Conasems – Teses e Plano de Ação 2005-2007.

Pacto pela Saúde 2006

Luiz Antonio Nunes

Introdução

Desde 2003 procura-se promover a revisão do processo normativo do SUS. Havia consenso entre os gestores estaduais de que o processo normativo necessitava contemplar a ampla diversidade e diferenças do país e que a elaboração de uma nova norma deveria contribuir para a construção de um modelo de atenção que contemplasse os princípios do SUS, sob a égide da responsabilidade sanitária, adequada à realidade de cada estado e região do país, integrando ações de promoção à saúde, atenção primária, assistência de média e alta complexidade, epidemiologia e controle de doenças, vigilância sanitária e ambiental, a reafirmação da importância das instâncias deliberativas CIB e CIT e o fortalecimento do controle social.

Pacto pela Saúde

Em fevereiro de 2006, por meio da portaria GM/MS 399, resultado de um trabalho conjunto entre o CONASS (Conselho Nacional dos Secretários de Saúde), CONASEMS (Conselho Nacional dos Secretários Municipais de Saúde) e o Ministério da Saúde, foram definidas diretrizes, e posteriormente, em abril, foi publicada a portaria GM / MS 699, que regulamentou as Diretrizes Operacionais dos Pactos pela Vida e de Gestão (Pacto pela Saúde 2006).

Entre as questões que são abordadas nestes pactos estão:
- a definição dos papéis e responsabilidades das três esferas de gestão;

- a regionalização com ênfase no PDR (Plano Diretor de Regionalização) / PDI (Plano Diretor de Investimentos) e na definição de redes de atenção à saúde;
- o financiamento;
- a PPI (Programação Pactuada Integrada);
- a regulação assistencial e o papel das SES na coordenação das referências intermunicipais;
- a gestão dos prestadores de serviços.

Neste foram definidas três dimensões: o Pacto em Defesa do SUS, o Pacto pela Vida e o Pacto de Gestão.

Pacto em Defesa do SUS

Este pacto é constituído por ações concretas e articuladas pelos três níveis federativos no sentido de reforçar o SUS como política de estado e visando defender os princípios dessa política inscritas na Constituição Federal. São suas prioridades:
- mostrar a saúde como um direito de cidadania e o SUS como sistema público universal que garante esses direitos;
- garantir, no longo prazo, o incremento dos recursos orçamentários e financeiros para a saúde (com a regulamentação da emenda constitucional 29 pelo Congresso Nacional – que garante recursos crescentes em função da arrecadação dos três níveis de governo);
- elaborar a carta dos direitos dos usuários do SUS.

Pacto pela Vida

Constitui um conjunto de compromissos sanitários expressos em objetivos de processos e resultados e derivados da análise da situação da saúde da população e das prioridades definidas pelos governos dos três níveis. Significa uma ação prioritária no campo da saúde que deverá ser executada *com foco em resultados* e com a explicitação inequívoca dos compromissos orçamentários e financeiros para o alcance desses resultados. Desse modo fica reforçada no SUS a gestão pública por resultados.

O Pacto pela Vida será permanente. Ao final do primeiro trimestre de um novo ano serão avaliados os resultados do ano anterior e pactuadas novas metas e objetivos a serem atingidos no ano em curso.

Ao mesmo tempo, deverá haver um processo permanente de monitoramento, de cada ente com relação ao seu próprio âmbito, dos estados com relação aos municípios de seu território, dos municípios com relação ao estado, dos municípios e estados com relação à União e da União com relação aos estados, municípios e o Distrito Federal.

Os mecanismos e a cultura da pactuação deverão sofrer mudanças. O pacto não termina no momento da assinatura – aí é que ele começa. De outro lado, os objetivos e metas pactuados devem servir de bússola para que os diferentes entes federados orientem suas decisões estratégicas e focalizem a alocação dos recursos. Só quando houver convergência entre metas e objetivos pactuados, priorização de ações táticas e alocação de recursos os pactos podem ser considerados reais.

No campo operativo, as metas e os objetivos do Pacto pela Vida devem inscrever-se em instrumentos jurídicos públicos, os *Termos de Compromisso de Gestão*, firmados pela União, estados e municípios. Esses termos têm como objetivo formalizar a assunção das responsabilidades e atribuições inerentes às esferas governamentais na condução do processo permanente de aprimoramento e consolidação do SUS.

Nos Termos de Compromisso de Gestão inscrevem-se, como parte substantiva, os objetivos e as metas prioritárias do Pacto pela Vida, bem como seus indicadores de monitoramento e avaliação.

A operacionalização do processo de monitoramento e avaliação deve ser objeto de regulamentação específica em cada esfera de governo, considerando as pactuações realizadas.

A definição de objetivos deve ser estabelecida com metas nacionais, estaduais, regionais ou municipais. Os pactos estaduais deverão estar referenciados pelas metas e objetivos nacionais; os pactos regionais e municipais devem estar referenciados pelas metas estaduais.

O Pacto pela Vida 2006 definiu seis prioridades: saúde do idoso; controle do câncer de colo de útero e de mama; redução da mortalidade infantil e materna; fortalecimento da capacidade de resposta às doenças emergentes e endemias; promoção da saúde; fortalecimento da atenção básica/primária.

Saúde do Idoso

1- O trabalho nesta área deve seguir as seguintes diretrizes:
- promoção do envelhecimento ativo e saudável;
- atenção integral e integrada à saúde da pessoa idosa;
- estímulo às ações intersetoriais, visando à integralidade da atenção;
- implantação de serviços de atenção domiciliária;
- acolhimento preferencial em unidades de saúde, respeitado o critério de risco;
- provimento de recursos capazes de assegurar qualidade da atenção à saúde da pessoa idosa;
- divulgação e informação sobre a Política Nacional de Saúde da Pessoa Idosa para profissionais da saúde, gestores e usuários do SUS;
- promoção de cooperação nacional e internacional das experiências na atenção à saúde da pessoa idosa;
- apoio ao desenvolvimento de estudos e pesquisas.

Ações Estratégicas

- *Acolhimento*: reorganizar o processo de acolhimento à pessoa idosa nas unidades de saúde como uma das estratégias para enfrentar as atuais dificuldades de acesso.

- *Assistência farmacêutica*: desenvolver ações que visem qualificar a dispensação e o acesso da população idosa.
- *Atenção diferenciada na internação*: instituir avaliação geriátrica global realizada por equipe multidisciplinar a toda pessoa idosa internada em hospital que tenha aderido ao Programa de Atenção Domiciliar.
- *Atenção domiciliária*: instituir esta modalidade de prestação de serviços ao idoso, valorizando o efeito favorável do ambiente familiar no processo de recuperação de pacientes e os benefícios adicionais para o cidadão e o sistema de saúde.
- Implantar acolhimento preferencial em unidades de saúde, respeitando o critério de risco.
- Implantar a Caderneta de Saúde da Pessoa Idosa.
- *Manual de atenção básica e saúde para a pessoa idosa*: para indução de ações de saúde, tendo por referência as diretrizes contidas na Política Nacional da Saúde da Pessoa Idosa.

Controle do Câncer de Colo de Útero e de Mama

1- Objetivos e metas para o controle do câncer de colo de útero e de mama em 2006:
- Cobertura de 80% para o exame preventivo do câncer de colo de útero, conforme protocolo.
- Incentivo da realização da cirurgia de alta freqüência técnica que utiliza um instrumental especial para a retirada de lesões ou parte do colo uterino comprometido (com lesões intra-epiteliais de alto grau) com menor dano possível, que pode ser realizada em ambulatório, com pagamento diferenciado.

2- Metas para o controle do câncer de mama:
- Ampliar para 60% a cobertura de mamografia, conforme protocolo.
- Realizar a punção em 100% dos casos necessários, conforme protocolo.

Redução da Mortalidade Materna e Infantil

1- Objetivos e metas para a redução da mortalidade infantil em 2006:
- Reduzir a mortalidade neonatal em 5%.
- Reduzir em 50% os óbitos por doença diarréica e 20% por pneumonia.
- Apoiar a elaboração de propostas de intervenção para a qualificação da atenção as doenças prevalentes.
- Criar de comitês de vigilância do óbito em 80% dos municípios com população acima de 80 mil habitantes.

2- Objetivos e metas para a redução da mortalidade materna em 2006:
- Reduzir em 5% a razão de mortalidade materna.
- Garantir insumos e medicamentos para tratamento das síndromes hipertensivas no parto.
- Qualificar os pontos de distribuição de sangue para que atendam as necessidades das maternidades e outros locais de parto.

Fortalecimento da Capacidade de Resposta às Doenças Emergentes e Endemias, com Ênfase em Dengue, Hanseníase, Tuberculose, Malária e Influenza

1- Objetivos e metas para o controle da dengue:
- Planos de contingência para atenção aos pacientes, elaborado e implantado nos municípios prioritários.
- Reduzir a menos de 1% a infestação predial por *Aedes aegypti* em 30% dos municípios prioritários até 2006.

2- Meta para a eliminação da hanseníase:
- Atingir o patamar de eliminação enquanto problema de saúde pública, ou seja, menos de um caso por dez mil habitantes em todos os municípios prioritários, em 2006.

3- Meta para o controle da tuberculose:
- Atingir pelo menos 85% de cura de casos novos de tuberculose bacilífera diagnosticados a cada ano.

4- Meta para o controle da malária:
- Reduzir em 15% a incidência parasitária anual, na região da Amazônia Legal, em 2006.

5- Meta para o controle da *influenza*:
- Implantar plano de contingência, unidades sentinelas e o sistema de informação – SIVEP – GRIPE, em 2006.

Promoção da Saúde

1- Objetivos:
- Elaborar e implementar uma Política de Promoção de Saúde, de responsabilidade dos três gestores.
- Enfatizar a mudança de comportamento da população brasileira de forma a internalizar a responsabilidade individual da prática de atividade física regular, alimentação adequada e saudável e combate ao tabagismo.
- Articular e promover os diversos programas de promoção de atividade física já existentes e apoiar a criação de novos.
- Promover medidas concretas pelo hábito da alimentação saudável.
- Elaborar e pactuar a Política Nacional da Promoção da Saúde que contemple as especificidades próprias dos estados e municípios, devendo iniciar sua implementação em 2006.

Fortalecimento da Atenção Primária

1- Objetivos:
- Assumir a estratégia de saúde da família como estratégia prioritária para o fortalecimento da atenção primária, devendo seu desenvolvimento considerar as diferenças loco-regionais.
- Desenvolver ações de qualificação dos profissionais da atenção primária por meio de estratégias de educação permanente e de oferta de cursos de especialização e residência multiprofissional e em medicina da família.
- Consolidar e qualificar a estratégia de saúde da família nos pequenos e médios municípios.
- Ampliar e qualificar a estratégia de saúde da família nos grandes centros urbanos.
- Garantir a infra-estrutura necessária ao funcionamento das Unidades Básicas de Saúde, dotando-as de recursos materiais, equipamentos e insumos suficientes para o conjunto de ações propostas para esses serviços.
- Garantir o financiamento da Atenção Primária como responsabilidade das três esferas de governo.
- Aprimorar a inserção dos profissionais da Atenção Primária nas redes locais de saúde, por meio de vínculos de trabalho que favoreçam o provimento e a fixação dos profissionais.
- Implantar o processo de monitoramento e avaliação da Atenção Primária nas três esferas de governo, com vistas à qualificação da gestão descentralizada.
- Apoiar diferentes modos de organização e fortalecimento da Atenção Primária que considerem os princípios da estratégia de Saúde da Família, respeitando as especificações loco-regionais.
- Implantar a Política Nacional de Saúde da Pessoa Idosa, buscando a atenção integral.

Pacto de Gestão

- Contempla os princípios do SUS previstos na Constituição Federal de 1988 e na Lei 8080/90. Estabelece as responsabilidades solidárias dos gestores de forma a diminuir as competências concorrentes e a tornar mais evidente a responsabilidade de cada um, contribuindo, assim, para o fortalecimento da gestão compartilhada e solidária do SUS.
- Avança na regionalização e descentralização do SUS, a partir da proposição de algumas diretrizes, permitindo uma diversidade operativa que respeita as singularidades regionais.
- Propõe a descentralização de atribuições do Ministério da Saúde para os estados e municípios, acompanhado da desburocratização dos processos normativos. Reforça a territorialização da saúde como base para organização dos sistemas, estruturando as regiões sanitárias e instituindo colegiados de gestão regional.
- Explicita as diretrizes para o sistema de financiamento público tripartite em grandes blocos de financiamento federal e estabelece relações contratuais entre os entes federativos.

Os objetivos do Pacto de Gestão são:

- Definir a responsabilidade sanitária de cada instância gestora do SUS: federal, estadual e municipal, superando o atual processo de habilitação.
- Estabelecer as diretrizes para a gestão do SUS, com ênfase em: descentralização; regionalização; financiamento; programação pactuada e integrada; regulação; participação e controle social; planejamento; gestão do trabalho e educação na saúde.

Diretrizes para a Gestão do SUS – o que Muda com o Pacto

Descentralização

Com a aprovação das diretrizes do pacto de gestão inicia-se um processo de descentralização dos processos administrativos relativos à gestão para as Comissões Intergestores Bipartite.

Deste modo, a proposta é de que, gradativamente, respeitadas as diretrizes e normas pactuadas na Comissão Intergestores Tripartite, os estados em parceria com os municípios, nas CIBs, definam os modelos organizacionais a serem implantados de acordo com a realidade de cada estado e região do país. Não será mais necessário o envio de processos de credenciamento de serviços e/ou projetos para implantação de novos serviços ao Ministério da Saúde.

Neste sentido, as Secretarias Estaduais em parceria com a representação dos municípios de seus estados devem fortalecer esse espaço de negociação e pactuação, por meio de câmaras técnicas e/ou grupos de apoio para dar suporte às decisões da CIB.

As CIBs estaduais e microrregionais passam a desempenhar um papel relevante na análise da situação de saúde, na elaboração de propostas de intervenção e no estabelecimento dos mecanismos para melhorar a gestão e regulação do sistema.

Regionalização

Os esforços já realizados na realização do Plano Diretor de Regionalização (PDR) nos estados, a partir da implantação da NOAS / SUS 01/2002, ficam reafirmados e devem ser levados em consideração na conformação de um modelo de atenção integrado.

O que se pretende com o processo de regionalização é melhorar o acesso a serviços de saúde, respeitando-se os conceitos de economia de escala e de qualidade da atenção, de modo a desenvolver sistemas eficientes e efetivos. E ao construir uma regionalização eficaz, criar as bases territoriais para o desenvolvimento de redes de atenção à saúde.

O pacto não propõe nenhum desenho ou modelo padrão de região de saúde. Cada CIB deverá estabelecer qual o desenho mais apropriado para garantir o acesso com qualidade às ações e serviços de saúde; portanto, a definição do conjunto de ações e serviços a serem desempenhadas em cada região deverá estar de acordo com as necessidades de saúde e da capacidade de oferta da região. O processo de regionalização deve ser efetuado sobre territórios sanitários mais que sobre territórios político-administrativos, o que implica no uso de metodologias que incorporem operacionalmente os conceitos de economia de escala, os fluxos viários e os fluxos assistenciais.

O processo de regionalização envolverá diferentes territórios sanitários: a microárea de abrangência de um agente comunitário de saúde; a área de abrangência de uma equipe de saúde da família ou de uma Unidade Básica de Saúde; a região de saúde (na prática, a mesma que a microrregião da NOAS) que será o território de auto-suficiência nos procedimentos de média complexidade; e a macrorregião que será o território de auto-suficiência em procedimentos de média complexidade de mais alta densidade tecnológica e dos procedimentos de alta complexidade. Em conseqüência, a escala das regiões será bem menor que a escala das macrorregiões.

O processo de regionalização, obedecidos os princípios mencionados, deverá ser flexível, especialmente em regiões de baixa densidade demográfica, onde, sempre, o princípio do acesso preponderará frente ao princípio da escala.

O resultado do processo de regionalização, no que concerne às regiões e macrorregiões sanitárias, deverá estar expresso no Plano Diretor de Regionalização (PDR).

Da mesma forma permanece o Plano Diretor de Investimentos (PDI), que deve expressar os recursos de investimentos para atender as necessidades pactuadas no processo de planejamento regional e estadual. No âmbito regional devem refletir as necessidades para se alcançar a suficiência na atenção básica e parte da média complexidade da assistência, conforme desenho regional. Deve contemplar também as necessidades da área da vigilância em saúde e ser desenvolvido de forma articulada com o processo da PPI e do PDR.

O processo de regionalização inscreve-se em uma perspectiva de mudança cultural: da regionalização espacial para uma regionalização da atenção à saúde. Nesse sentido, o processo de regionalização será utilizado como uma base espacial para a construção de redes de atenção à saúde. Isso é uma exigência da situação epidemiológica brasileira, marcada pela convivência de doenças crônicas e transmissíveis, com predomínio das primeiras. Quando existe uma situação de dupla carga das doenças impõe-se uma resposta social organizada dos sistemas de saúde, expressa nas redes integradas de atenção à saúde.

Mecanismos de Gestão Regional

Uma das mudanças propostas na gestão no pacto é a constituição de um espaço permanente de pactuação e co-gestão solidária e cooperativa por meio de um Colegiado de Gestão regional (a proposta de colegiado regional aproxima-se das Comissões Intergestores Bipartites Microrregionais que há em alguns estados brasileiros). A denominação e o funcionamento do colegiado devem ser acordados na CIB.

A constituição do Colegiado de Gestão regional deve assegurar a presença de todos os gestores de saúde dos municípios que compõem a região e da representação estadual.

Nas CIB regionais constituídas por representação, quando não for possível a imediata incorporação de todos os gestores de saúde dos municípios da região de saúde, deve ser pactuado um cronograma de adequação, para a inclusão de todos os gestores nos respectivos colegiados de gestão regionais.

Financiamento do Sistema Único de Saúde

São princípios gerais do financiamento para o SUS: a) responsabilidade das três esferas de gestão – União, estados e municípios pelo financiamento; b) redução das iniqüidades macrorregionais, estaduais e regionais, a ser contemplada na metodologia de alocação de recursos; c) repasse fundo a fundo definido como modalidade preferencial na transferência de recursos entre os gestores; d) financiamento de custeio com recursos federais constituídos e transferidos em blocos de recursos.

A principal mudança no financiamento, relativa ao custeio das ações e serviços de saúde, é a *alocação dos recursos federais em cinco blocos*. As bases de cálculo que formam cada bloco e os montantes financeiros destinados para os estados, municípios e o Distrito Federal serão compostos por memórias de cálculo, para fins de histórico e monitoramento. Deste modo, estados e municípios terão maior autonomia para alocação dos recursos de acordo com as metas e prioridades nos planos de saúde.

Os blocos de financiamento para o custeio são:

- atenção básica/primária;
- atenção de média e de alta complexidades;
- vigilância em saúde;
- assistência farmacêutica;
- gestão do SUS.

Os recursos de cada bloco de financiamento devem ser aplicados exclusivamente nas ações e serviços de saúde relacionados ao bloco. Aos recursos oriundos da prestação de serviços de média e de alta complexidade ambulatorial e hospitalar resultantes da produção das unidades públicas não se aplica essa restrição.

No bloco de financiamento da assistência farmacêutica, os recursos devem ser aplicados exclusivamente nas ações definidas em cada componente.

Bloco de Financiamento da Atenção Básica

Este bloco será constituído por dois componentes: Piso de Atenção Básica – PAB Fixo – e Piso de Atenção Básica Variável – PAB Variável.

O PAB Fixo refere-se ao custeio de ações de atenção básica à saúde, cujos recursos serão transferidos mensalmente, de forma regular e automática, do Fundo Nacional de Saúde aos Fundos de Saúde do Distrito Federal e dos Municípios. Os recursos do incentivo à descentralização de unidades de saúde da Funasa, incorporados ao PAB fixo, podem ser aplicados no custeio destas unidades.

O PAB variável é constituído por recursos financeiros destinados ao custeio de estratégias, realizadas no âmbito da Atenção Básica em Saúde, tais como:

I –   Saúde da Família;

II –   Agentes Comunitários de Saúde;

III –   Compensação de Especificidades Regionais;

V –   Fator de Incentivo de Atenção Básica aos Povos Indígenas;

VI –   Incentivo à saúde no Sistema Penitenciário;

VII –   Política de Atenção Integral à Saúde do Adolescente em conflito com a lei em regime de internação e internação provisória; e

VIII –Outros que venham a ser instituídos por meio de ato normativo específico.

Os recursos do PAB variável serão transferidos do Fundo Nacional de Saúde aos Fundos de Saúde do Distrito Federal e dos Municípios, mediante adesão e implementação das ações a que se destinam e desde que constantes do respectivo plano de saúde. Os recursos do PAB variável transferidos atualmente para custeio das ações de assistência farmacêutica e de vigilância sanitária passam a compor o Bloco de Financiamento da Assistência Farmacêutica e o da Vigilância em Saúde, respectivamente.

O Ministério da Saúde propõe o incremento de recursos destinados à estratégia de Compensação de Especificidades regionais correspondente a 5% do valor mínimo do PAB Fixo multiplicado pela população do estado.

Os critérios de aplicação dos recursos de Compensação de Especificidades Regionais devem ser pactuados nas Comissões Intergestores Bipartite (CIB) e informados ao plenário da CIT, devendo atender a especificidades estaduais e regulamentadas por ato normativo especifico.

Bloco de Financiamento da Atenção de Média e de Alta Complexidade Ambulatorial e Hospitalar

Este Bloco está constituído por dois componentes: Componente Limite Financeiro da Média e de Alta Complexidade Ambulatorial e Hospitalar – MAC – e Componente Fundo de Ações Estratégicas e Compensação – FAEC.

O MAC dos estados, Distrito Federal e municípios é destinado ao financiamento de procedimentos e de incentivos permanentes, transferidos mensalmente, para custeio de ações de média e alta complexidade em saúde. Este financiamento destina-se aos incentivos atualmente designados:

I- Centro de Especialidades Odontológicas (CEO);
II- Laboratório de prótese dentária;
III- Serviço de Atendimento Móvel de Urgência (SAMU)
IV- Centro de referência em saúde do trabalhador;
V- Hospitais de pequeno porte;
VI- Incentivo de Integração do SUS – INTEGRASUS;
VII- Fator de Incentivos ao Desenvolvimento do Ensino e Pesquisa Universitária em Saúde – FIDEPS;
VIII- Programa de incentivo de assistência à população indígena;
IX- Outros que venham a ser instituídos por meio de ato normativo para fins de custeio de ações de media e alta complexidade e não financiados por procedimento.

Os recursos federais de que trata este artigo serão transferidos do Fundo Nacional de Saúde aos Fundos de Saúde dos estados, Distrito Federal e municípios, conforme a Programação Pactuada e Integrada da Assistência, publicada em ato normativo específico.

O FAEC deverá ser reduzido ao custeio de procedimentos, conforme detalhado a seguir:

- procedimentos regulados pela CNRAC – Central Nacional de Regulação da Alta Complexidade;
- transplantes;
- ações estratégicas emergenciais, de caráter temporário, implementadas com prazo prédefinido;
- *novos procedimentos*: cobertura financeira de aproximadamente seis meses, quando da inclusão de novos procedimentos, sem correlação com a

tabela vigente, até a formação de série histórica para a devida agregação ao MAC.

Sendo que *os procedimentos atualmente pagos por meio do FAEC serão incorporados, gradativamente*, aos limites financeiros dos estados e municípios, na medida da elaboração do cálculo dos valores correspondentes, de acordo com parâmetros a serem pactuados na CIT.

Bloco de Financiamento para Vigilância em Saúde

Este bloco é constituído por dois componentes: *Componente da Vigilância Epidemiológica e Ambiental em Saúde* e *Componente da Vigilância Sanitária em Saúde.*

O Componente da Vigilância Epidemiológica e Ambiental em Saúde refere-se aos recursos federais destinados às ações de vigilância, prevenção e controle de doenças, composto pelo atual Teto Financeiro de Vigilância em Saúde, que inclui os seguintes incentivos: hospitais do subsistema de vigilância epidemiológica em âmbito hospitalar, registro de câncer de base populacional, atividade de promoção à saúde, laboratórios de saúde pública e outros que vierem a ser implantados através de ato normativo específico.

Também se incluem os repasses específicos destinados às seguintes finalidades:

I – fortalecimento da Gestão da Vigilância em Saúde em Estados e Municípios (VIGISUS II);

II – campanhas de vacinação;

III- incentivo do programa DST/Aids.

O Componente da Vigilância Sanitária em saúde será constituído do termo de Ajuste e Metas – TAM – e do Piso da Atenção Básica em Vigilância Sanitária – PAB VISA.

Os recursos devem ser aplicados nas ações e serviços definidos e pactuados para cada componente, através de atos específicos.

Bloco de Financiamento da Assistência Farmacêutica

Este bloco se organiza em quatro componentes: Básico, Estratégico, Medicamentos de Dispensação em Caráter Excepcional e de Estruturação da Assistência Farmacêutica.

Bloco de Financiamento para a Gestão do SUS

O financiamento para a gestão destina-se ao custeio de ações específicas relacionadas com a organização dos serviços de saúde, acesso da população e aplicação dos recursos financeiros do SUS.

O financiamento deverá apoiar iniciativas de fortalecimento da gestão, sendo composto pelos seguintes sub-blocos:

- regulação, controle, avaliação e auditoria;
- planejamento e orçamento;
- programação;
- regionalização;
- participação e controle social;
- gestão do trabalho;
- educação em saúde;
- incentivo à implementação de políticas específicas;
- estruturação de serviços e organização da assistência farmacêutica.

Os recursos referentes a este bloco serão transferidos fundo a fundo e regulamentados por portarias específicas.

Do Financiamento para Investimentos

São eixos prioritários para a aplicação de recursos de investimentos:

- estímulo à regionalização;
- investimentos para a atenção básica.

Programação Pactuada e Integrada da Atenção em Saúde – PPI

A nova proposta de PPI permite maior autonomia dos gestores na definição de suas prioridades e nos parâmetros.

Permanece na PPI a explicitação dos pactos de referência entre municípios, determinando a parcela de recursos destinados à própria população e à população referenciada.

A PPI será objeto de portaria específica.

Regulação da Atenção a Saúde e Regulação Assistencial

Estabeleceram-se como princípios norteadores do processo de regulação:

- cada prestador responde apenas a um gestor;
- a regulação dos prestadores de serviços deve ser preferencialmente do município conforme desenho da rede de assistência pactuado na CIB, observado o Termo de Compromisso de Gestão do Pacto e os seguintes princípios:
  - descentralização, municipalização e comando único;
  - busca da escala adequada e da qualidade;
  - considerar a complexidade da rede de serviços locais;
  - considerar a efetiva capacidade de regulação;
  - considerar o desenho da rede estadual da assistência;
  - a primazia do interesse e da satisfação do usuário do SUS.
- a regulação das referencias intermunicipais é responsabilidade do gestor estadual, expressa na coordenação do processo de construção da PPI da atenção em saúde, do processo de regionalização, do desenho das redes;
- a operação dos complexos reguladores no que se refere a referência intermunicipal deve ser pactuada na CIB, podendo ser operada nos seguintes modos:

- pelo gestor estadual, que se relacionará com a central municipal que faz a gestão do prestador.
- pelo gestor estadual, que se relacionará diretamente com o prestador quando este estiver sob gestão estadual.
- pelo gestor municipal com co-gestão do estado e representação dos municípios da região.

Conforme explicitado pelas diretrizes, *a regulação dos prestadores não tem um modelo único para o país.* Cada CIB poderá definir o modelo que mais bem se adapte à realidade do estado e municípios envolvidos.

A regulação assistencial não é prerrogativa de uma esfera de governo, exclusivamente. Porém, vale destacar nessa premissa o papel fundamental das Secretarias Estaduais na garantia do acesso do cidadão, notadamente nas referências intermunicipais.

Considerando a necessidade de se avançar no processo de regulação dos prestadores, foram estabelecidas metas para este pacto, que devem ser alcançadas no prazo de um ano:

1. contratualização de todos os prestadores de serviços;
2. colocação de todos os leitos e serviços ambulatoriais contratualizados sob regulação;
3. extinção do pagamento dos serviços dos profissionais médicos por meio do código 7.

Responsabilidades Sanitárias

São definidas as responsabilidades sanitárias e atribuições do município, do Distrito Federal, dos estados e da União. A gestão do SUS é construída de forma solidária e cooperada, com apoio mútuo através de compromissos assumidos nas CIBs e CITs.

A gestão dos prestadores deixa de ser uma prerrogativa do gestor municipal ou estadual, como era no processo anterior, conforme a condição de habilitação.

A- Responsabilidades gerais da gestão do SUS – devem ser exercidas pelos três entes federativos
  As responsabilidades a seguir são específicas dos estados.

B- Responsabilidades na regionalização.

C- Responsabilidades do planejamento e programação.

D- Responsabilidades da regulação, controle, avaliação e auditoria.

E- Responsabilidade na gestão do trabalho.

F- Responsabilidade na educação em saúde.

G- Responsabilidade na participação e controle social.

Implantação e Monitoramento dos Pactos pela Vida e de Gestão

Implantação

A implantação dos Pactos pela Vida e de Gestão enseja uma revisão normativa em várias áreas que serão regulamentadas em portarias específicas, pactuadas na CIT.

O Termo de Compromisso de Gestão Federal, Estadual, do DF e Municipal, fica definido como o documento de formalização deste pacto nas suas dimensões pela vida e de gestão. Este documento contém as metas e os objetivos do Pacto pela Vida, as responsabilidades e as atribuições de cada gestor e os indicadores de monitoramento.

A assinatura do Termo de Compromisso de Gestão substitui o atual processo de habilitação, conforme detalhamento em portaria específica.

Fica extinto o processo de habilitação para estados e municípios, conforme estabelecido na NOB SUS 01/96 e na NOAS SUS 01/2002. Ficam mantidas, até a assinatura do Termo de Compromisso de Gestão constante destas diretrizes, as mesmas prerrogativas e responsabilidades dos municípios e estados que estão habilitados em Gestão Plena do Sistema, conforme estabelecidos nas normas operacionais citadas.

Processo de Monitoramento

Deve ser estabelecido um processo permanente de monitoramento dos cronogramas pactuados nas situações em que o município e o estado não tenham condições de assumir plenamente suas responsabilidades no momento de assinatura do termo de Responsabilidade.

Portaria GM / MS 699 de
30 de Março de 2006

Esta portaria regulamenta a implementação das Diretrizes Operacionais dos Pactos pela Vida e de Gestão e seus desdobramentos para o processo de gestão do SUS bem como a transição e o monitoramento dos pactos, unificando os processos de pactuação e metas.

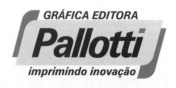

www.graficapallotti.com.br
(51) **3081.0801**